多发性骨髓瘤居家治疗手册

主　　编　吴德沛　傅琤琤

中国协和医科大学出版社

北京

图书在版编目（CIP）数据

多发性骨髓瘤居家治疗手册 / 吴德沛，傅琤琤主编 . — 北京：中国协和医科大学出版社，2021.12
ISBN 978-7-5679-1881-8

Ⅰ.①多… Ⅱ.①吴… ②傅… Ⅲ.①多发性骨髓瘤－治疗－手册
Ⅳ.① R733.305-62

中国版本图书馆 CIP 数据核字（2021）第 212659 号

多发性骨髓瘤居家治疗手册

主　　编：吴德沛　傅琤琤
责任编辑：杨小杰
封面设计：许晓晨
责任校对：张　麓
责任印制：张　岱

出版发行　**中国协和医科大学出版社**
　　　　　（北京市东城区东单三条9号　邮编100730　电话010-65260431）
网　　址：www.pumcp.com
经　　销：新华书店总店北京发行所
印　　刷：三河市龙大印装有限公司

开　　本：700mm×1000mm　1/16
印　　张：8.75
字　　数：100千字
版　　次：2021年12月第1版
印　　次：2022年10月第3次印刷
定　　价：50.00元

ISBN 978-7-5679-1881-8

编 者 名 单

主　　编　吴德沛　傅琤琤

副 主 编　颜灵芝　金　松　汤　芳

编　　者（按姓氏笔画排序）

　　　　　　吴德沛　汤　芳　金　松

　　　　　　姚卫芹　商京晶　傅琤琤

　　　　　　翟英颖　颜灵芝

编者单位　苏州大学附属第一医院

序　言

2020 年是人类历史上极为特殊的一年，新型冠状病毒肺炎的出现给全球带来了巨大挑战，也引发了新的思考和探索，新型生活和工作模式应运而生。疫情防控常态化背景下，患者常规就诊模式受到了很大的冲击。

多发性骨髓瘤好发于中老年人，其发病率在全球血液肿瘤中位居前列。随着人口老龄化的加剧和诊断水平的提高，其发病率不断升高。近年来，得益于新药及新治疗手段的出现，多发性骨髓瘤正趋于慢性病管理模式，特别是新型高效、低不良反应口服药物的获批，为多发性骨髓瘤患者居家治疗提供了可能。

本书从创新性、科学性、实用性和科普性出发，以通俗易懂的语言和实例指导的方式，帮助患者及家属更好地了解多发性骨髓瘤的发生发展特点、诊断指标、治疗药物和方案选择，也从随访、饮食、运动和心理等方面对患者进行居家治疗指导。本书可作为血液病患者居家治疗的参考书籍，为肿瘤疾病新型诊疗模式提供了思路，为响应国家医疗资源合理配置做出了一些努力。

本书着眼于患者实际需求，以患者为本位，进行全环节管理，为改善广大多发性骨髓瘤患者的生存和提高其生存质量探索最佳模式。

中国工程院院士

苏州大学附属第一医院　阮长耿

江苏省血液研究所

2021 年 11 月

前　言

多发性骨髓瘤是全球第二大血液肿瘤，到目前为止仍不可治愈。进入 21 世纪，多发性骨髓瘤的治疗发生了翻天覆地的变化。近 20 年来，有 15 种以上的新药在全球上市，中国自主生产或者研发的新药也在增多，极大地延长了多发性骨髓瘤患者的总体生存时间，改善了治疗体验，使更多患者的稳定期延长，可以回归工作和生活。

由于高效低毒性的口服治疗药物日益增多，便于组合使用、方便患者在家进行治疗的模式将会在每个患者治疗过程中占有重要的地位。为了提高患者的疾病认知和自我管理能力，加强医患之间的对话和沟通，除治疗外，对于疾病的知识更新、随访、并发症管理也越来越重要。同时，患者和家属关心的饮食、运动、心理等方面也需要专业医护人员多加参与指导。

有感于新型冠状病毒肺炎疫情中广大患者实际遇到的出行、就诊不便等问题，以及疾病恐慌加剧的困境，我们萌发编写此书的想法并付诸行动。本书重点介绍了疾病基本知识、诊断、治疗、居家治疗的多种药物和方案、不良反应管理及饮食、运动、心理护理等。其中部分内容会结合新媒体互动来加深读者印象，可扫码关注书后的"血液科傅医生"抖音号，了解更多疾病相关知识。

吴德沛　傅珄珄

2021 年 11 月

目　录

第一章 概 述

一、定义

多发性骨髓瘤（multiple myeloma，MM）是浆细胞恶性增殖性疾病，骨髓中的浆细胞失去控制地异常增殖，同时分泌大量异常的免疫球蛋白（或其片段），导致全身多个器官和组织损伤。

正常浆细胞分泌的免疫球蛋白在人体免疫系统里起着"小卫士"的作用。一旦正常的浆细胞变异，其分泌的异常免疫球蛋白（或其片段）不仅对人体没有保护作用，还可能沉积在器官和组织上，最终导致人体产生贫血、骨痛、肾功能损害等疾病。

二、流行病学

多发性骨髓瘤的发病率在血液恶性肿瘤中排名第二，次于淋巴瘤，高于白血病。2016 年的数据显示，中国多发性骨髓瘤的年发病率是 1.03/10 万，50 岁以上的人群罹患多发性骨髓瘤的概率明显高于年轻人，男性患者多于女性患者。

以往半数左右的多发性骨髓瘤患者生存期为 3～4 年，而随着新型药物的出现和治疗手段的进步，患者的生存期逐步延长。2016 年的数据显示，中国多发性骨髓瘤年死亡率为 0.67/10 万，90～94 岁患者的死亡率明显高于相对年轻的患者。

三、临床表现和辅助检查

（一）临床表现

多发性骨髓瘤可以损害人体多个器官和组织，表现出多种临床症状。主要的临床表现分为 2 类：骨髓瘤细胞浸润相关表现及血浆蛋白异常相关表现。骨髓瘤细胞浸润相关表现主要包括骨质破坏、贫血、神经系统症状、髓外浸润症状。血浆蛋白异常相关表现主要包括感染、肾功能损害、高黏滞综合征、出凝血异常、淀粉样变性。

1. 骨质破坏　恶性骨髓瘤细胞可以激活破骨细胞，导致骨质疏松和溶骨性破坏，继而引发疼痛。疼痛的部位很多，腰骶部、胸背部比较常见，头颅、肋骨、四肢也不少见。

2. 贫血　红细胞在骨髓中生成。恶性骨髓瘤细胞在骨髓中大量增殖可抑制正常红细胞的产生而导致贫血，出现乏力、头晕、面色晦暗、活动后心悸、气急等症状。另有部分患者的贫血为骨髓瘤损伤肾脏后引起促进造血的促红细胞生成素减少造成的。

3. 神经系统症状　脊髓位于颈椎、胸椎、腰椎等的椎管内，并有神经束从中穿行而出，负责感觉和运动等多种功能。骨骼被骨髓瘤细胞破坏、失去稳定性后，原被椎骨保护的脊髓及相应神经会受压而引起相应症状，如感觉异常、运动受限，甚至运动不能。一部分患者的神经系统症状为骨髓瘤细胞分泌的异常免疫球蛋白损害神经所致。

4. 髓外浸润症状　骨髓瘤细胞不仅可以在骨髓中恶性增殖，还可以在骨髓以外的组织中增殖，如在肝、脾等部位增殖，可引起肝大、脾大，出现腹胀、食欲减退等症状；在淋巴结中增殖，可引起淋巴结增大，部分可在颈部、腋窝、腹股沟等处被触及；还有部分骨髓瘤细胞可在口腔、呼吸道及体表其他部位增殖，同样可在相应部位被触及或通过其他方式发现。

5. 感染　正常浆细胞产生具有抗感染能力的正常免疫球蛋白。相反，骨髓瘤细胞即异常浆细胞产生的是异常的、没有免疫功能的球蛋白，使人体的免疫功能下降，从而导致各种感染。从感染部位而言，呼吸道、消化道、皮肤等均有可能；从病原微生物角度而言，细菌、病毒、真菌等均有可能。严重者可能有高热甚至休克。

6. 肾功能损害　骨髓瘤细胞分泌的异常免疫球蛋白及其形成的其他物质、骨骼破坏后造成的血中钙离子过多等，均可以损伤肾脏，骨髓瘤细胞也可以直接损害肾脏，导致急慢性肾功能不全，可表现为水肿、尿量减少等。

7. 高黏滞综合征　异常免疫球蛋白水平升高可造成血液黏滞度增加，血流缓慢，导致组织淤血、缺氧，损害视网膜、心血管系统、中枢神经系统等，出现视物模糊、耳鸣、头晕、胸闷胸痛、意识障碍，甚至昏迷。

8. 出凝血异常　骨髓瘤细胞及其分泌的异常免疫球蛋白可对血小板、凝血系统、血管壁造成损害，引发出血表现，如牙龈出血、鼻出血、紫癜、瘀斑等。

9. 淀粉样变性　异常的免疫球蛋白可形成"淀粉样物质"，它们沉积在身体各处，如舌体、腮腺、心脏、消化道、肾脏等，可引起相应器官增大及功能障碍。

（二）辅助检查

1. 常规实验室检查

（1）血常规：最常见的就是贫血，即血常规中血红蛋白水平下降，部分患者可有白细胞计数和血小板计数下降。

（2）血生化：总蛋白和球蛋白水平常升高，部分患者白蛋白水平下降，乳酸脱氢酶水平升高。部分患者肌酐、尿素氮水平升高。

2. 特殊检查

（1）血清/尿蛋白电泳：可发现 M 蛋白，即异常免疫球蛋白。

（2）血清/尿免疫固定电泳：可将 M 蛋白做出具体分型，如 IgG、IgA、IgM、IgD、IgE、κ 轻链、λ 轻链。

（3）β_2 微球蛋白：可能增多。

3. 骨髓相关检查

（1）骨髓形态和骨髓活检：浆细胞异常增生（比例 >10%）。

（2）流式细胞仪检测：免疫表型异常（CD38$^+$、CD56$^-$、CD19$^-$）的克隆性浆细胞。

（3）细胞遗传学检查：可有 -13、17p-、1q+、t（4;14）、t（11;14）等异常。

4. 影像学检查

（1）X 线、CT、PET/CT：全身骨骼各部位均可能出现溶骨性损害、病理性骨折、骨质疏松等表现及髓外病灶。

（2）MRI、MRI 全身弥散成像：较 X 线和 CT 更敏感，可发现骨骼处的局灶病变及髓外病灶。

看到这里，您是不是对为什么要做那么多检查有了一些理解。骨髓瘤这个疾病很狡猾，看起来我们只是贫血、骨痛，小便的时候有大量泡沫，有时候是视力突然下降，也可能是心脏不舒服，舌头肥大说话不利索，这些都只是冰山一角，要确定根源的问题需要做完善的检查，找到背后导致这些问题的根源，才能最终解决问题。

四、疾病程度和预后（分级 / 分期）

生病后，我们最关心的就是我的病严重不严重。疾病程度和预后（分级 / 分期）就是解答您这个问题的。

多发性骨髓瘤常用 2 个系统进行疾病分期。

1. 传统的 Durie-Salmon 分期系统（表 1-1）　主要提示疾病诊断时患者体内的肿瘤负荷。该系统根据血红蛋白水平、血钙水平、骨损部位数、异常免疫球蛋白水平将多发性骨髓瘤分为Ⅰ、Ⅱ、Ⅲ期，并根据肾功能情况，将每期再分为 A、B 两组。

表 1-1　Durie-Salmon 分期

分期	标准
Ⅰ期	满足以下所有条件：
	1. 血红蛋白 >100g/L
	2. 血清钙 ≤ 2.65mmol/L

续表

分期	标准
	3. 骨骼 X 线片示骨骼结构正常或孤立性浆细胞瘤
	4. 血清或尿骨髓瘤蛋白产生率低：① IgG<50g/L；② IgA<30g/L；③本周蛋白 < 4g/24h
Ⅱ期	不符合 Ⅰ 和Ⅲ期的所有患者
Ⅲ期	满足以下 1 个或多个条件：
	1. 血红蛋白 <85g/L
	2. 血清钙 >2.65mmol/L
	3. 骨骼检查中溶骨病变 >3 处
	4. 血清或尿骨髓瘤蛋白产生率高：① IgG>70g/L；② IgA>50g/L；③本周蛋白 > 12g/24h
亚型	
A 亚型	肾功能正常 [肌酐清除率 >40ml/min 或血清肌酐水平 <177μmol/L]
B 亚型	肾功能不全 [肌酐清除率 ≤ 40ml/min 或血清肌酐水平 ≥ 177μmol/L]

2. 国际分期系统（ISS）和修订的国际分期系统（R-ISS）（表 1-2） 可根据诊断时的数个实验室指标预测患者的生存情况，主要指标包括 β_2 微球蛋白、血清白蛋白、乳酸脱氢酶、细胞遗传学异常情况。Ⅲ期患者中 50% 的生存期可大于 43 个月，Ⅱ期患者中 50% 的生存期可大于 83 个月，Ⅰ期患者的生存情况更为理想。

表 1-2 ISS 和 R-ISS 分期

分期	ISS 标准	R-ISS 标准
I	β_2 微球蛋白 <3.5mg/L 和白蛋白 ≥ 35g/L	ISS I 期和非细胞遗传学高危患者，同时乳酸脱氢酶正常水平
II	不符合 I 和 III 期的所有患者	不符合 I 和 III 期的所有患者
III	β_2 微球蛋白 ≥ 5.5mg/L	ISS III 期同时细胞遗传学高危患者或者乳酸脱氢酶高于正常水平

注：细胞遗传学高危指间期荧光原位杂交检出 del（17p）、t（4；14）、t（14；16）。

五、治疗效果

迄今为止，医学界尚不认为多发性骨髓瘤是一种可以根治的疾病，但随着新的治疗药物和方案不断涌现，从 20 世纪中叶至今，多发性骨髓瘤的治疗效果日益改善，并向着更好的方向不断进步，且治疗模式也由传统化疗模式转向慢性病治疗模式，表现为药物使用方式的改变——由静脉滴注转为皮下注射，再转为口服用药，药物毒副作用也在不断减轻。在经过短时间较密集、强度较高的治疗后逐渐转入如高血压病、糖尿病患者一样的治疗——以少量口服药物长期维持治疗。

第二章　多发性骨髓瘤的诊断

本章主要介绍多发性骨髓瘤诊断相关的内容，包括检查项目及一些报告的范例。

一、基本检查项目

1. 血液检查　血常规、生化全套（包括肝肾功能、电解质、乳酸脱氢酶）、凝血功能、心肌酶谱、胸痛组套（包括肌钙蛋白、N 末端 B 型钠尿肽原）、β_2 微球蛋白、C 反应蛋白、免疫全套（包括免疫球蛋白定量、免疫球蛋白轻链定量）、血清蛋白电泳（包括 M 蛋白定量）、免疫固定电泳（轻链型骨髓瘤需加做 IgD）、血清游离轻链免疫球蛋白、外周血涂片（浆细胞比例）。

2. 尿液检查　尿常规、尿蛋白电泳、尿免疫固定电泳、24 小时尿轻链免疫球蛋白。

3. 骨髓检查　骨髓细胞学涂片分类、骨髓活检 + 免疫组化。

4. 影像学检查　全身 X 线平片，包括头部、骨盆、股骨、肱骨、胸椎、腰椎、颈椎。

5.其他检查　心电图、腹部超声、胸部 CT。

二、对诊断或预后分层有价值的项目

1.血液检查　外周血流式细胞术（是否为单克隆浆细胞、浆细胞比例）。

2.尿液检查　24 小时尿蛋白定量（多发性骨髓瘤肾病及怀疑淀粉样变性者）。

3.骨髓检查　流式细胞术、荧光原位杂交（FISH）（建议 CD138$^+$ 磁珠分选骨髓瘤细胞或同时行胞质免疫球蛋白染色以区别浆细胞）、基因芯片、基因突变检测。

4.影像学检查　CT（局部或全身低剂量）、MRI（全身或局部，包括颈椎、胸椎、腰椎、头部）、PET/CT。

5.其他检查　怀疑淀粉样变性者，行腹壁皮下脂肪、骨髓或受累器官（如肾脏）活检，并行刚果红染色。怀疑心功能不全及怀疑合并心脏淀粉样变性者，行超声心动图检查，必要时可行心脏 MRI 检查。

三、初诊怀疑多发性骨髓瘤患者的常规检查

1.血液检查　血常规、生化全套、凝血功能、胸痛组套、β_2 微球蛋白、C反应蛋白、免疫全套、血清蛋白电泳、免疫固定电泳、血清游离轻链免疫球蛋白、外周血涂片、外周血流式细胞术。

2.尿液检查　尿常规、尿轻链免疫球蛋白、24 小时尿蛋白定量。

3.骨髓检查　骨髓细胞学涂片分类、骨髓活检＋免疫组化、骨髓流式细胞术、FISH、基因芯片。

4.影像学检查　心电图、心脏超声＋斑点追踪成像、全身低剂量 CT、全身磁共振弥散加权成像（DWI-MRI）。

5.其他检查　怀疑淀粉样变性者，建议患者行腹壁皮下脂肪活检＋刚果红染色；怀疑心脏淀粉样变性者，建议患者行心脏 MRI 检查。

四、部分报告示例

（一）血常规

项目	报告示例				
	代号	项目名称	结果	参考范围	单位
血常规	WBC	白细胞计数	9.98 ↑	3.50～9.50	10^9/L
	LY	淋巴细胞计数	1.99	1.10～3.20	10^9/L
	MO	单核细胞计数	1.00 ↑	0.10～0.60	10^9/L
	NEUT	中性粒细胞计数	6.77 ↑	1.80～6.30	10^9/L
	EO	嗜酸性粒细胞计数	0.20	0.02～0.52	10^9/L
	BA	嗜碱性粒细胞计数	0.03	0～0.06	10^9/L
	LY%	淋巴细胞百分比	19.90 ↓	20.00～50.00	%
	MO%	单核细胞百分比	10.00	3.00～10.00	%
	NEUT%	中性粒细胞百分比	67.80	40.00～75.00	%
	EO%	嗜酸性粒细胞百分比	2.00	0.40～8.00	%
	BA%	嗜碱性粒细胞百分比	0.30	0～1.00	%
	RBC	红细胞计数	3.42 ↓	4.30～5.80	10^{12}/L
	Hb	血红蛋白	94.00 ↓	130.00～175.00	g/L

项目	报告示例				
	代号	项目名称	结果	参考范围	单位
	HCT	红细胞比容	0.292 ↓	0.400～0.500	L/L
	MCV	红细胞平均体积	85.40	82.00～100.00	fl
	MCH	红细胞平均血红蛋白量	27.50	27.00～34.00	pg
	MCHC	红细胞平均血红蛋白浓度	322.00	316.00～354.00	g/L
血常规	RDW	红细胞分布宽度	13.00	10.60～15.00	%
	PLT	血小板计数	310.00	125.00～350.00	10^9/L
	PCT	血小板比积	0.32 ↑	0.11～0.28	%
	MPV	平均血小板体积	10.30	6.00～14.00	fl
	PDW	血小板分布宽度	11.40	8.70～18.10	%
意义	多发性骨髓瘤患者常合并贫血。该例报告显示血红蛋白水平偏低，提示贫血。				

（二）生化全套、肝肾功能、电解质

项目	报告示例				
	代号	项目名称	结果	参考范围	单位
	TBil	总胆红素	9.50	3.40～17.10	μmol/L
	DBil	直接胆红素	4.70	0～6.80	μmol/L
生化全	IBil	间接胆红素	4.80	1.70～10.20	μmol/L
套、肝	ALT	谷丙转氨酶	23.00	9.00～50.00	U/L
肾功能、	AST	谷草转氨酶	34.30	15.00～40.00	U/L
电解质	GGT	γ-谷氨酰胺转肽酶	31.10	10.00～60.00	U/L
	ALP	碱性磷酸酶	70.90	45.00～125.00	U/L
	TP	总蛋白	114.30 ↑	65.00～85.00	g/L

项目	报告示例				
	代号	项目名称	结果	参考范围	单位
	Alb	白蛋白	26.60 ↓	40.00～55.00	g/L
	Glb	球蛋白	87.70 ↑	20.00～40.00	g/L
	A/G	白蛋白/球蛋白	0.30 ↓	1.20～2.40	
	PAB	前白蛋白	180.00 ↓	200.00～400.00	mg/L
	UREA	尿素	13.50 ↑	3.60～9.50	mmol/L
	Cr	肌酐	260.40 ↑	57.00～111.00	μmol/L
	UA	尿酸	985.40 ↑	206.00～428.00	μmol/L
	CysC	胱抑素 C	3.78 ↑	0.59～1.03	mg/L
	Glu	血糖	5.22	3.90～6.10	mmol/L
生化全套、肝肾功能、电解质	TC	总胆固醇	1.34	<5.20	mmol/L
	TG	甘油三酯	1.07	<1.70	mmol/L
	HDL-C	高密度脂蛋白胆固醇	0.45 ↓	≥1.00	mmol/L
	LDL-C	低密度脂蛋白胆固醇	0.45	<3.40	mmol/L
	K	钾	3.76	3.50～5.30	mmol/L
	Na	钠	139.40	137.00～147.00	mmol/L
	Cl	氯	100.60	99.00～110.00	mmol/L
	Ca	钙	3.15 ↑	2.11～2.52	mmol/L
	P	磷	0.85	0.85～1.51	mmol/L
	LDH	乳酸脱氢酶	214.10	120.00～250.00	U/L
	CK	肌酸激酶	43.60 ↓	50.00～310.00	U/L
	HBDH	α-羟丁酸脱氢酶	161.50	72.00-182.00	U/L
	hsCRP	超敏 C 反应蛋白	7.46 ↑	0～3.00	mg/L
意义	多发性骨髓瘤患者的生化常提示球蛋白异常、肌酐水平升高、尿酸水平升高、高钙血症。该例报告示典型的球蛋白、肌酐、尿酸、血钙水平升高。				

（三）免疫固定电泳

项目	报告示例
免疫固定电泳	检测项目：IgA、IgG、IgM 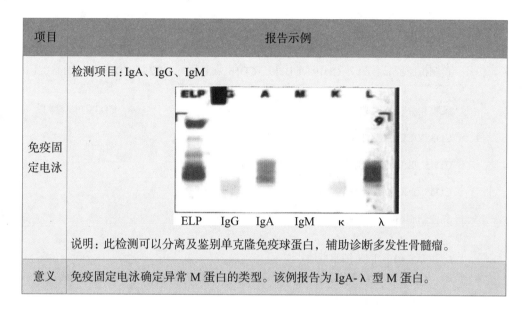 说明：此检测可以分离及鉴别单克隆免疫球蛋白，辅助诊断多发性骨髓瘤。
意义	免疫固定电泳确定异常 M 蛋白的类型。该例报告为 IgA-λ 型 M 蛋白。

（四）血清蛋白电泳

项目	报告示例
血清蛋白电泳	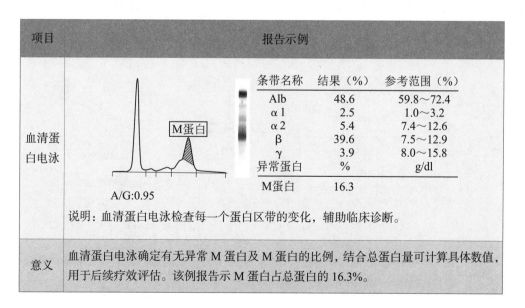 说明：血清蛋白电泳检查每一个蛋白区带的变化，辅助临床诊断。
意义	血清蛋白电泳确定有无异常 M 蛋白及 M 蛋白的比例，结合总蛋白量可计算具体数值，用于后续疗效评估。该例报告示 M 蛋白占总蛋白的 16.3%。

（五）外周血流式细胞术

项目	报告示例
外周血流式细胞术	检测抗原：cκ、cλ、CD19、CD117、CD56、CD138、CD28、CD137L、CD45 <table><tr><td>采集和分析细胞数</td><td>200 000 个</td><td>CD38/138 设门</td></tr><tr><td>CD38++/CD138+ 细胞所占比例</td><td>2.5 × 10⁻³</td><td></td></tr><tr><td>CD45++/SSC 低（成熟淋巴）比例</td><td>—</td><td></td></tr><tr><td>CD45+/SSC 高细胞所占比例</td><td>—</td><td></td></tr><tr><td>其他细胞群</td><td>—</td><td></td></tr></table> 分析 2.5 × 10⁻³ 的浆细胞群体： cκ⁻/cλ⁺/CD19⁻/CD56⁻/CD117⁻/CD138⁺/CD27⁻/CD38⁺/CD81⁺/CD45⁻，为单克隆性浆细胞 结果（流式图）
意义	流式细胞术可以检测血液及骨髓中的浆细胞是否为异常浆细胞（单克隆浆细胞）。该例报告检测到外周血中的异常浆细胞。

（六）骨髓细胞学涂片

项目	报告示例					

细胞名称		髓片			
		平均值	标准差	（%）	
原始血细胞		0.08	± 0.01		
粒细胞系统	原始粒细胞	0.64	± 0.33	0.50	
	早幼粒细胞	1.57	± 0.60		
	中性粒细胞 中幼	6.49	± 2.04	9.50	
	晚幼	7.90	± 1.97	8.50	
	杆状核	23.72	± 3.50	7.50	
	分叶核	9.44	± 2.92	7.00	
	嗜酸性粒细胞 中幼	0.38	± 0.23		
	晚幼	0.49	± 0.32		
	杆状核	1.25	± 0.61		
	分叶核	0.86	± 0.61	1.00	
	嗜碱性粒细胞 中幼	0.02	± 0.05		
	晚幼	0.06	± 0.07		
	杆状核	0.06	± 0.09		
	分叶核	0.03	± 0.05		
红细胞系统	原始红细胞	0.57	± 0.30		
	早幼红细胞	0.92	± 0.41	2.00	
	中幼红细胞	7.41	± 1.91	8.00	
	晚幼红细胞	10.75	± 2.36	11.00	
	早巨幼红细胞				
	中巨幼红细胞				
	晚巨幼红细胞				

分析：

髓像：取材，涂片，染色良好

1. 骨髓增生活跃，粒：红=1.62：1。

2. 粒系占 34.00%，比例减低，形态大致正常。

3. 红系增生活跃，占 21.00%，以中晚幼红细胞为主，比例及形态大致正常。成熟红细胞是缗钱状排列。

4. 淋巴细胞比例占 18.50%。

5. 全片巨核细胞 12 个，血小板散在可见。

6. 全片浆细胞占 26.50%，其中幼稚浆细胞占 14.0%，见多核浆细胞。

7. 外周血白细胞分类：未见浆细胞，成熟红细胞呈缗钱状排列。

意见：

本次骨髓像示多发性骨髓瘤，请结合临床及相关检查确诊。

项目	报告示例			
	细胞名称	髓片		
		平均值	标准差	（%）
	粒系：红系	3.00	±1.00	1.62：1
骨髓细胞学涂片	淋巴细胞 原始淋巴细胞	0.05	±0.09	
	幼稚淋巴细胞	0.47	±0.84	
	成熟淋巴细胞	22.78	±7.04	18.50
	单核细胞 原始单核细胞	0.01	±0.04	
	幼稚单核细胞	0.14	±0.19	
	成熟单核细胞	3.00	±0.88	
	浆细胞 原始浆细胞	0.004	±0.02	
	幼稚浆细胞	0.104	±0.16	14.00
	成熟浆细胞	0.71	±0.42	12.50
	其他细胞 组织细胞	0.16	±0.21	
	组织嗜碱细胞	0.03	±0.09	
	分类不明细胞	0.05	±0.09	
	巨核细胞 原始巨核细胞	0 ~ 3		
	幼稚巨核细胞	0 ~ 10		
	颗粒巨核细胞	10 ~ 30		
	产板巨核细胞	40 ~ 70		
	裸核巨核细胞	0 ~ 30		
	计数（个）			200
意义	骨髓形态浆细胞比例超过 10% 提示多发性骨髓瘤可能。该例报告示浆细胞比例为 26.5%，考虑多发性骨髓瘤可能。			

（七）骨髓活检免疫组化

项目	报告示例
骨髓活检免疫组化	肉眼所见：组织 1 条，直径 0.1cm 镜下所见： HE CD138 κ 病理诊断：（骨髓）浆细胞瘤，浆细胞比例约 40% 免疫组化（121-04907）：瘤细胞 CD138（＋），CD38（＋），BCL-2（＋），κ（＋），IgM（＋），Ki-67（散在＋），CD20（－），CD79a（－），CD3（－），MPO（－），CD68（－），CD15（－），IgA（－），IgG（－），λ（－） 特殊染色：刚果红（－）
意义	骨髓活检及免疫组化可以确认浆细胞比例及是否为异常浆细胞。该例报告示异常浆细胞比例为 40%，考虑多发性骨髓瘤可能。结合其他临床检查，患者确诊多发性骨髓瘤。

（八）骨髓流式细胞术

项目	报告示例		
骨髓流式细胞术	检测抗原：cκ、cλ、CD19、CD117、CD56、CD138、CD28、CD137L、CD45		
	采集和分析细胞数	200 000 个	CD38/138 设门
	CD38^{++}/CD138^{+} 细胞所占比例	3.8%	
	CD45^{++}/SSC 低（成熟淋巴）比例	—	
	CD45^{+}/SSC 高细胞所占比例	—	
	其他细胞群	—	

项目	报告示例
骨髓流式细胞术	分析 3.8% 的浆细胞群体： cκ⁻/cλ⁺/CD19⁻/CD56±/CD117⁻/CD138⁺/CD27⁻/CD38⁺⁺/CD81⁺/CD45⁻，为单克隆性浆细胞，符合多发性骨髓瘤表型 结果（流式图） 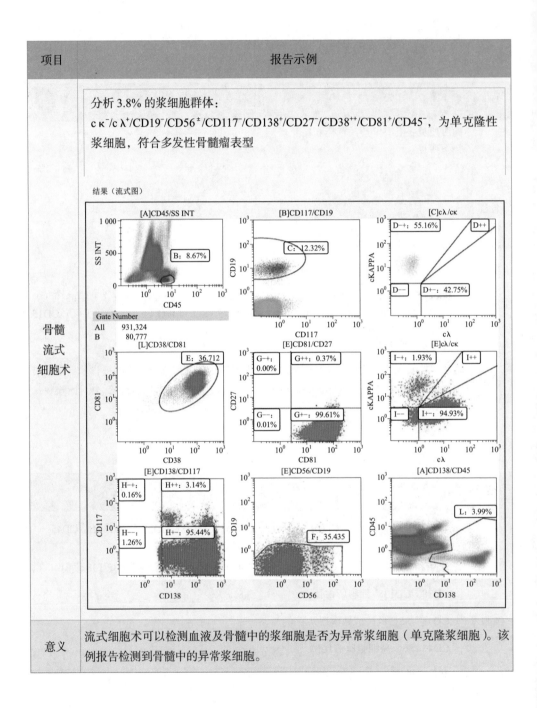
意义	流式细胞术可以检测血液及骨髓中的浆细胞是否为异常浆细胞（单克隆浆细胞）。该例报告检测到骨髓中的异常浆细胞。

（九）FISH

项目	报告示例
FISH	检测结论： 经 CD138 分选后 FISH 结果为：13q14 缺失阳性 92%；Rb1 缺失阳性 90%；p53 缺失阳性 83%；1q21 扩增阴性；IgH 重排阳性 93%。 备注： 提示该患者 13q- 为 92%（>10%），p53 缺失为 83%（>50%），IgH 重排细胞为 93%（>10%），表明该患者存在 13q-、17p-（p53 缺失）和 IgH 重排异常。文献报道，13q- 可能不是独立预后不良因子，其预后不良是因为常与预后不良因子伴随出现在多发性骨髓瘤中，p53 缺失为高危遗传学因子，预后不良。另外，《白血病》2019 文献报道，如多发性骨髓瘤患者有 p53 基因的双灭活，则为双打击多发性骨髓瘤，预后更为不良。p53 基因双灭活表现为缺失 / 突变，建议关注 p53 基因的突变情况，已明确是否为双灭活。IgH 与不同的染色体发生易位，其预后意义也不同，如 t（4;14）、t（14;16）、t（14;20）预后不良，属于高危组异常。而 t（11;14）则相对预后较好，属于低危 / 中危组异常，建议进一步进行 IgH 组套 FISH 检测，以明确与 IgH 发生易位的对手基因，为临床提供更多信息。请结合其他检查结果综合判断。
意义	FISH 提供的细胞遗传学结果是对患者预后进行分层的重要依据。该例患者同时检测到 p53 缺失及 t（4;14），是预后不良的双打击骨髓瘤。

（十）基因芯片

项目	报告示例
基因芯片	染色体全景图： 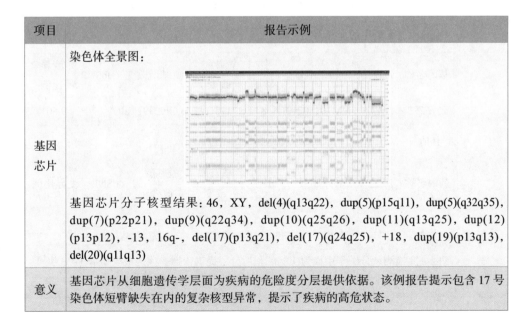 基因芯片分子核型结果：46，XY，del(4)(q13q22)，dup(5)(p15p11)，dup(5)(q32q35)，dup(7)(p22p21)，dup(9)(q22q34)，dup(10)(q25q26)，dup(11)(q13q25)，dup(12)(p13p12)，-13，16q-，del(17)(p13q21)，del(17)(q24q25)，+18，dup(19)(p13q13)，del(20)(q11q13)
意义	基因芯片从细胞遗传学层面为疾病的危险度分层提供依据。该例报告提示包含 17 号染色体短臂缺失在内的复杂核型异常，提示了疾病的高危状态。

（十一）基因突变

项目	报告示例

一、检测项目：多发性骨髓瘤基因突变组套（27 个基因）

AKT	BCL-6	CRBN	FOXO1	IGLL5	MTOR	PTEN
ALK	BRAF	DIS3	IDH1	IRF4	MYD88	PYR1
ATM	CCND1	FAM46C	IDH2	KRAS	NRAS	TP53
BCL-2	CDKN2C	FGFR3	IGF1R	LRP1B	PIK3CA	

二、检测结果

1. 可能具有临床意义的变异

基因突变

基因名称	染色体	转录本号	外显子	核苷酸改变	氨基酸改变	dbSNP	变异比例
TP53	17p13.1	NM_000546.5	8	e.842A>T	p.Asp281Val	—	9.40%
NRAS	1p13.2	NM_002524.5	3	e.181C>A	p.Gln61Lys	rs121913254	7.20%

2. 临床意义不确定的变异

基因名称	染色体	转录本号	外显子	核苷酸改变	氨基酸改变	dbSNP	变异比例
ZNF292	6p14.3	NM_015021.3	8	e.7175G>T	p.Gly2392Val	—	9.50%

3. 其他

基因名称	染色体	转录本号	外显子	核苷酸改变	氨基酸改变	dbSNP	变异比例
—	—	—	—	—	—	—	—

意义	基因突变检测从分子学层面为疾病的预后分层提供依据。该例报告提示 TP53 突变。此外，该患者 FISH 检测到合并 p53 缺失，是预后不良的双打击骨髓瘤。

（十二）全身低剂量 CT

项目	报告示例
全身低剂量 CT	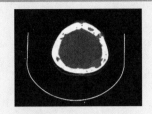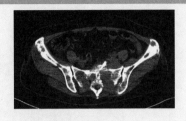 **描述：** 　　左额叶颅板下见棱形高密度影，邻近骨质破坏，两侧基底节区见多发小斑点状低密度影。各脑室、脑池大小、形态及密度未见异常。中线结构无移位。脑沟、脑裂未见异常。 　　颈部软组织结构对称，无异常肿块影，气管居中，未见受压移位；双侧咽隐窝形态正常、对称，双侧颈动脉间隙正常，未见受压移位，可见稍大淋巴结。双侧甲状腺形态、大小、密度未见明显异常。 　　双侧纹理模糊，两肺见多发条索影，右肺下叶见斑片状模糊影，双肺支气管血管束走行分布自然。双侧气管、支气管通畅，管壁光滑，未见狭窄、扩张或受压改变。双侧肺门无增大，纵隔未见占位性病变，也无淋巴结肿大。心脏大血管大小、形态正常。胸廓形态正常，两侧胸腔积液。双侧腋窝未见明显肿大淋巴结影。 　　肝表面光滑，密度均匀，各叶比例未见异常改变，肝实质未见异常密度灶。肝内外胆管未见扩张，肝裂不宽，肝门结构正常。脾未见明显异常密度影。腹膜后未见明显肿大淋巴结。扫描层面胰腺、双肾及肾上腺未见异常。 　　骨盆两侧对称，骨结构未见异常。膀胱轮廓光整，壁不厚，膀胱内密度均匀。子宫及宫颈形态如常，大小、密度未见异常，子宫内见节育器影。双侧附件区未见异常。直肠管壁不厚，管腔未见狭窄，周围结构清晰。 　　**骨窗：** 颅骨、下颌骨、双侧肩胛骨、双侧多发肋骨、胸骨、颈椎、胸椎、腰椎、骶骨、双侧髂骨、耻骨、坐骨及双侧肱骨、股骨骨皮质可见多发点状、线状穿凿样骨质破坏及斑片状低密度影，局部见软组织肿块影。 **诊断：** 　　颅骨、下颌骨、双侧肩胛骨、双侧多发肋骨、胸骨、全脊柱及骨盆诸骨多发骨质破坏伴局部软组织肿块形成，符合多发性骨髓瘤表现。 　　左额叶颅板下高密度影，考虑邻近颅骨软组织肿块形成可能，请结合临床除外硬膜外血肿。 　　两肺纤维灶；两侧胸腔积液；右肺下叶炎症，建议治疗后复查。 　　子宫节育器置入术后。
意义	全身低剂量 CT 较 X 线平片更为敏感，用于评估有无骨破坏及骨髓外肿块。该例患者发现全身多发骨质破坏及软组织肿块。

（十三）全身 DWI-MRI

项目	报告示例
全身 DWI- MRI	 **描述：** 横断位 DWI；三维重建；黑白反转 　　胸骨、双侧锁骨、双侧肩胛骨、多根肋骨、颈胸腰骶椎多个椎体及骨盆诸骨见多处混杂 T_1 信号，弥散受限呈黑色信号；所见脑组织、胸部及腹盆腔内各脏器未见明显弥散受限改变；腹膜后、双侧颈部及腹股沟区可见多发稍肿大的淋巴结影。 **诊断：** 　　胸骨、双侧锁骨、双侧肩胛骨、多根肋骨、颈胸腰骶椎多个椎体及骨盆诸骨多发弥散受限，结合临床符合多发性骨髓瘤改变。 　　腹膜后、双侧颈部及腹股沟区淋巴结稍肿大。
意义	全身 DWI-MRI 可用于评估有无骨病及软组织肿块。该例患者发现全身多发骨质病变。

（十四）PET/CT

项目	报告示例
PET/CT	 禁食状态下，静脉注射 ^{18}F-FDG 6.5mCi 行 PET/CT 显像。 大脑各部显像清晰，大脑皮质内放射性分布均匀，双侧额叶、顶叶、颞叶、枕叶、基底节、丘脑、小脑放射性分布尚对称，未见明显放射性摄取增高或减低灶。脑实质内未见异常密度灶，脑沟、脑裂、脑池未见增宽、扩张，其内密度如常。 头颈部显像清晰，鼻咽部、双侧颈部淋巴结、甲状腺等未见明显放射性摄取异常区。 胸部显像清晰，胸骨后异常软组织影，放射性摄取增高（SUVmax 3.19）；双侧胸腔内见液性低密度影；右下肺局部见支气管扩张；左上肺见磨玻璃影，大小约6mm×4mm，右下肺叶间胸膜下见一小结节，均未见明显放射性摄取增高；纵隔淋巴结和双侧肺门淋巴结未见明显增大及放射性异常摄取灶。 腹部显像清晰，脾增大，放射性摄取较肝稍增高（SUVmax 1.86）；盆腔左侧见一囊性密度灶，未见明显放射性摄取增高；肠道局部放射性摄取增高（SUVmax 3.20）；肝实质内密度及放射性分布未见明显异常，胆囊、胰腺、脾、双侧肾及肾上腺未见异常密度灶及放射性异常摄取灶，胃壁未见明显增厚，后腹膜及腹股沟淋巴结未见增大及放射性浓聚异常增高。 全身骨骼显像清晰，全身骨髓放射性摄取弥漫性增高（SUVmax 4.04）；全身诸骨密度均匀，未见明显放射性摄取增高。 检查意见： 1. 胸骨后异常软组织灶伴葡萄糖代谢增高，建议活检。 2. 脾增大伴葡萄糖代谢轻度增高；全身骨髓葡萄糖代谢弥漫性增高；请结合临床。 3. 左上肺磨玻璃影，右下肺小结节，均未见明显葡萄糖代谢增高，随访。 4. 肠道局部葡萄糖代谢增高，炎症可能。 5. 双侧胸腔积液；右下肺局灶性支扩；盆腔左侧囊性灶。
意义	PET/CT 可用于评估有无骨病及软组织肿块，并在微小残留病灶监测中有重要意义。该例患者发现胸骨后异常软组织病灶，后经穿刺活检确认为浆细胞瘤。

（十五）全身低剂量 CT、DWI-MRI、PET/CT 对比

项目	报告示例
全身低剂量 CT、DWI-MRI、PET/CT 对比	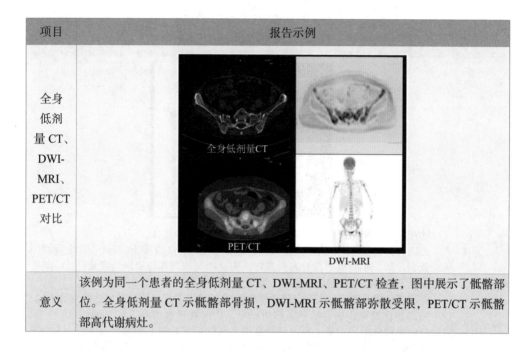
意义	该例为同一个患者的全身低剂量 CT、DWI-MRI、PET/CT 检查，图中展示了骶髂部位。全身低剂量 CT 示骶髂部骨损，DWI-MRI 示骶髂部弥散受限，PET/CT 示骶髂部高代谢病灶。

（十六）心脏超声 + 斑点追踪成像

项目	报告示例
心脏超声 + 斑点追踪成像	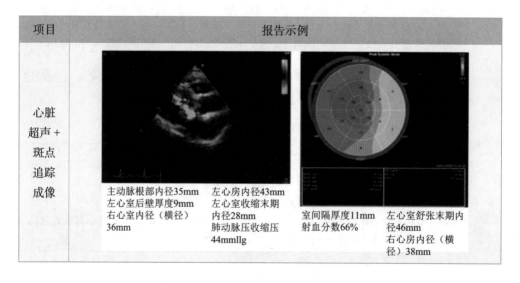

项目	报告示例
心脏超声＋斑点追踪成像	图像所见： 　　1. 左心房增大，余房室腔不大，室间隔增厚，左心室后壁厚度正常。静息状态下室壁活动幅度未见明显异常。 　　2. 二尖瓣瓣环及后叶回声增强增粗，后叶活动幅度减弱，前叶活动未见明显异常，彩色多普勒示收缩期轻微反流。连续多普勒测舒张期二尖瓣口早期血流速度约 2.09m/s，舒张期平均压差为 9.7mmHg。 　　3. 余瓣膜形态、活动未见明显异常。彩色多普勒示舒张期主动脉瓣轻微反流，收缩期三尖瓣轻中度反流，连续多普勒测收缩期三尖瓣最大反流压差 29mmHg。 　　4. 下腔静脉内径 2.3cm，吸气末塌陷指数 <50%。 　　5. 二维应变分析：总体应变 -12.9%；左心室基底部、前壁、侧壁、后壁、下壁中段应变绝对值降低。 超声提示： 　　二尖瓣成形术后 　　二尖瓣瓣口狭窄 　　左心房增大 　　室间隔增厚 　　三尖瓣轻中度反流 　　肺动脉高压
意义	心脏超声＋斑点追踪成像可以评估心脏结构、功能及应变有无异常，可以发现心脏淀粉样变性的征象。该例患者曾行二尖瓣成形术，后确诊多发性骨髓瘤，心脏超声提示继发的心脏淀粉样变性。

（十七）心脏 MRI

项目	报告示例
心脏MRI	

项目	报告示例
心脏 MRI	**描述：** 　　　　　　　　　心脏 MRI 平扫 + 增强 **扫描方法：** 　　　HASTE，TRA 　　　　　　TrueFISP Cine，四腔心、两腔心、左心室短轴 　　　　　　TurboFLASH/TSENSE CRE，心肌灌注 　　　　　　PSIR FLASH/TrueFISP，延迟增强 **扫描所见：** 　　检查过程中心率较快，平均心率 100 次 / 分。 　　两心室腔内径不大（左心室舒张末最大横径 43mm，右心室横径约 22nm）。室间隔近中段及毗邻前下壁心肌偏厚（12～16mm），心尖部心肌稍厚；余左心室游离壁厚度正常（侧壁：4～6mm），左心室流出道通畅。右心室壁无明显增厚，左心室心尖部形态正常，未见闭塞，左心室增厚心肌舒张活动稍有减弱。 　　二尖瓣术后，暂未见明确反流。心包腔未见明显积液信号。 　　心肌首过灌注未见异常，延迟增强扫描室间隔中段及毗邻下壁见少许点片状高信号灶。 　　心功能检测值：左心室射血分数 72%，心排出量 3.78L/min，舒张末期容积指数 35.6ml/m^2。 **诊断：** 　　室间隔近中段及毗邻前下壁心肌偏厚，结合病史不除外心肌淀粉样变性（早期）可能，建议随访复查。
意义	心脏磁 MRI 可以评估心脏的形态、功能、微循环改变及组织学特征。心脏淀粉样变性在心脏 MRI 中可表现为室壁异常肥厚、收缩功能降低、心肌或心内膜下的低灌注、独特的延迟。

第三章 多发性骨髓瘤的治疗概况

第一节 | 临床试验与指南

看到"临床试验"这个词，部分患者和家属会联想成把自己或亲人当作"实验小白鼠"而倍感不安。那到底什么是"临床试验"呢？临床试验是指在患者或健康志愿者中进行的临床药物的系统性研究，以证实或揭示试验药物的作用、不良反应及其在人体内的药物特性。在目前的法律要求下，新的药物要能够最终上市惠及患者，必须要先经历严格的临床试验确认它的疗效和安全性，可以说没有临床试验也就没有现代医疗和药物研发的进步。另外，上市后的新药也鼓励开展真实世界的临床研究。

在临床试验从设计到执行的全过程中，受试者会受到密切的保护和严格的监控，这里的监控不是限制受试者的自由，而是法律和法规会设置各种监控方式来保障受试者的权益和安全。试验启动前需要临床医师和研究人员确认试验是符合受试者利益的，试验过程中受试者也有退出试验的权利。

国内外多发性骨髓瘤诊治指南中都推荐复发/难治性多发性骨髓瘤患者尽早参与新药临床试验。临床试验不是将一种不成熟的新方法或新药随意用于患者，进行"小白鼠"式的实验。新方法和新药一般要经历漫长、严格的临床前研究，且符合医学伦理和法规要求，才会被国际或国内食品药品监管部门批准进入在人类受试者中进行的临床试验。我们正确客观地认识临床试验，了解临床试验并积极参加临床试验，能够为更好地治疗疾病带来更多希望。

20世纪大部分年代里现代医学以经验医学为主，经验医学指导下的临床实践在个体间存在很大差异，同时存在很多不合理之处。20世纪末循证医学概念逐渐清晰，在临床实践中强调依据被严格检验过（如临床试验证实的）的事实证据，而"临床指南"则很好地体现了循证医学的观念，规范的诊断和治疗都需要"有根有据"，临床实际工作都应该遵循指南要求。目前中国多发性骨髓瘤治疗主要遵循的是《中国多发性骨髓瘤诊治指南（2020年修订）》，是由中国医师协会血液科医师分会、中华医学会血液学分会牵头，由来自国内血液科骨髓瘤领域十余家医院数十名权威的医师撰写的贴近中国国情、具有较好可操作性的临床指南，同时也借鉴了美国国立综合癌症网络（NCCN）和欧洲肿瘤内科学会（ESMO）制定的最新指南。虽然指南面向的是临床医师，患者及家属如果感兴趣也可以阅读，对科学地了解多发性骨髓瘤有一定帮助。

第二节 │ 多发性骨髓瘤的治疗药物

多发性骨髓瘤的治疗药物一般属于化疗药。近20年，科学家们在多发性骨髓瘤发病机制的认识和药物品种开发上不断探索，均取得了重大突破，治疗多发性骨髓瘤的药物发展迅速，多发性骨髓瘤也迎来了靶向治疗的时代。靶向治疗通过癌细胞独有的标志作为标靶，从而精准定向杀死癌细胞。因为靶向和精准，对机体正常细胞的伤害会较小，胃肠道反应和脱发等化疗常见的毒副作用也会减轻，甚至可忽略不计。在靶向治疗时代，多发性骨髓瘤管理正逐步转变为一种类似于糖尿病、高血压等慢性病的管理模式。考虑到治疗中的不良反应是患者和家属非常关注的内容，所以这部分单独放在第五章。

多发性骨髓瘤的治疗药物主要分为新型药物和传统化疗药物两大类（表3-1），其中新型治疗药物目前在国内批准上市的主要有3类：蛋白酶体抑制剂（硼替佐米、伊沙佐米和卡非佐米）、免疫调节剂（沙利度胺、来那度胺和泊马度胺）和单克隆抗体（达雷妥尤单抗）。

表 3-1 目前国内多发性骨髓瘤患者可使用的治疗药物

通用名	治疗类型
硼替佐米	蛋白酶体抑制剂
伊沙佐米	蛋白酶体抑制剂
卡非佐米	蛋白酶体抑制剂
沙利度胺	免疫调节剂
来那度胺	免疫调节剂
泊马度胺	免疫调节剂
达雷妥尤单抗	CD38 单克隆抗体

续表

通用名	治疗类型
地塞米松	类固醇激素
顺铂	细胞毒药物
环磷酰胺	细胞毒药物
长春新碱	细胞毒药物
盐酸多柔比星	细胞毒药物
盐酸表柔比星	细胞毒药物
盐酸多柔比星脂质体	细胞毒药物
依托泊苷	细胞毒药物
美法仑（马法兰）	细胞毒药物
苯达莫司汀	细胞毒药物

一、新型药物

（一）蛋白酶体抑制剂

蛋白酶体抑制剂是一种治疗多发性骨髓瘤的靶向性药物。

1. 硼替佐米（Bortezomib，B；原研商品名为 Velcade，V） 第一个应用于多发性骨髓瘤治疗的蛋白酶体抑制剂，近十余年被广泛地应用于多发性骨髓瘤治疗。硼替佐米可通过多种机制杀伤或抑制肿瘤细胞，还能增强骨髓瘤细胞对类固醇激素或传统细胞毒药物的敏感性，从而促进这些药物的抗肿瘤活性。硼替佐米可应用于多发性骨髓瘤患者的各个阶段，目前主要应用于初诊患者的诱导、巩固甚至高危患者的维持治疗阶段，且含硼替佐米的早期诱导化疗对随后的造血干细胞采集和移植无不良影响。每次应用的剂量根据患者的体表面积计算，起始推荐剂量为 $1.3mg/m^2$，静脉推注或皮下注射，肾功能异常甚至依赖透析的患者均无须调整剂量。该药物需要在医院使用，不适合居家治疗。

2. 伊沙佐米（Ixazomib，I）　第一个应用于多发性骨髓瘤治疗的口服高选择性蛋白酶体抑制剂。可与地塞米松、免疫调节剂甚至单克隆抗体等药物联合使用治疗初治和复发 / 难治多发性骨髓瘤，能够达到较高的缓解率，且副作用发生率低且可控。该药在 2015 年被美国食品药品监督管理局（FDA）获准应用，2018 年于中国上市，批准的适应证：与来那度胺和地塞米松联用，治疗已接受过至少一种既往治疗的多发性骨髓瘤成人患者。推荐起始用量为 4mg，每周 1 次，每 28 天为 1 个疗程。因为其不会被透析掉，所以透析前后使用均没有影响。建议伴有中度或重度肝损害、重度肾损害或需要透析的终末期肾病患者减量至 3mg 或 2.3mg。

因具有口服与安全的特性，伊沙佐米可以实现多发性骨髓瘤患者的居家治疗。但提醒患者在居家治疗过程中一定要谨遵医嘱，因其与食物同时服用会影响代谢，建议餐前 1 小时或餐后 2 小时服用为宜，服用时间为每个治疗周期的第 1 天、第 8 天、第 15 天的上午 10∶00 左右。服用期间宜饮食清淡，忌荤汤进补类食物，否则容易引起腹泻。

如果患者在居家治疗期间服用伊沙佐米时发生了呕吐，不要补服，因其吸收非常快，发生呕吐时药物已经崩解吸收，再次补服会带来药物过量引起的不良反应。

如果患者在居家治疗期间遗漏或者延误了一剂伊沙佐米的服用，切不可随意补服，建议咨询主管医护人员。

3. 卡非佐米（Carfilzomib；进口商品名为 Kyprolis®，K） 作为第二代新型蛋白酶体抑制剂，卡非佐米与硼酸肽类蛋白酶体抑制剂（硼替佐米和伊沙佐米）机制有所不同。卡非佐米以环氧酮为弹头，可与苏氨酸形成共价键，不可逆地、高选择性地与组成型蛋白酶体和免疫蛋白酶体结合，导致蛋白酶体底物积累，最终导致肿瘤细胞生长停滞和凋亡。以卡非佐米为基础的治疗方案可以使患者获得深度而持久的缓解，生存获益。卡非佐米无脱靶效应，可克服硼替佐米耐药，大大减少周围神经病变的发生，肾功能不全患者也无须调整剂量。该药物需要在医院使用，不适合居家治疗。

（二）免疫调节剂

1. 沙利度胺（Thalidomide，T） 在多发性骨髓瘤的应用中算是"老药新用"，最初沙利度胺在 20 世纪 60 年代主要用于治疗妊娠呕吐，故名"反应停"，后因有胎儿致畸作用而被停用。20 世纪 90 年代，科学研究发现沙利度胺有抗血管新生的作用，对初次诊断及复发／难治性多发性骨髓瘤患者有很好的治疗效果，可以加速骨髓瘤细胞凋亡、阻止血管新生、免疫调节，以及对骨髓微环境有一定的调节作用，维持治疗可以长期抑制骨髓瘤细胞的生长，延长多发性骨髓瘤患者的无进展生存。由于价格便宜，该药在国内多发性骨髓瘤患者中应用非常广泛，尤其在维持治疗阶段，但需要注意其神经毒性，部分患者可能无法耐受，出现手足麻木甚至伴有疼痛（详见"不良反应"章节），对需要维持治疗的老年患者可减量使用。

因为沙利度胺性价比高和口服的便利性，也是居家治疗的选择之一，服用时间选择晚上睡前为宜，如发生漏服不要补服，服用期间不可以献血。

沙利度胺存在致畸作用，育龄期患者在使用时要注意采取避孕措施。

2. 来那度胺（Lenalidomide，L；进口商品名为 Revlimid，R） 为第二代免疫调节剂，尤其在免疫调节作用方面，较一代的沙利度胺强 100 ～ 1000 倍，可介导体内自然杀伤细胞及 T 细胞的活化，从而激发这些免疫活性细胞对骨髓瘤细胞的杀伤作用。来那度胺于 2008 年在美国获准应用于临床，2013 年在中国上市。以来那度胺为主的化疗有多种联合方案可供选择，如 Rd、VRd、RCd、RDd、DRd 方案，可以应用于骨髓瘤初始治疗或挽救治疗。来那度胺的使用剂量需要根据患者的肌酐清除率而定，肌酐清除率在 60ml/min 以上者，起始剂量为 25mg/d；肾功能存在损害者，需要逐级下调剂量，最低剂量为 5mg/d。

在多发性骨髓瘤的维持治疗阶段，来那度胺可以进一步延长患者的缓解持续时间和总生存期，明显优于沙利度胺及干扰素。多数采用口服来那度胺联合糖皮质激素或单药治疗为主。单药治疗一般以 28 天为 1 疗程，10 ～ 15mg/d（第 1 ～ 21 天使用）的治疗方案。

建议睡前服用，固定时间服用，漏服药物后不建议补服。值得注意的是，来那度胺也存在潜在的致畸作用，育龄期患者使用该药期间要注意采取避孕措施。

3. 泊马度胺（Pomalidomide，P） 继沙利度胺、来那度胺后的新一代免疫调节剂类药物，能够抑制造血肿瘤细胞增生并诱导细胞凋亡。具有抗骨髓瘤活性、微环境抑制和免疫调节功能。对来那度胺和硼替佐米均难治的患者，泊马度胺可取得不错的疗效，为复发 / 难治性多发性骨髓瘤患者提供了新的选择。

泊马度胺与地塞米松联用，适用于既往接受过至少 2 种治疗（包括来那度胺和一种蛋白酶体抑制剂），且在最后一次治疗期间或治疗结束后 60 天内发生疾病进展的成年多发性骨髓瘤患者。起始剂量 4mg，口服，每 28 天为 1 疗程，每疗程第 1～21 天使用，每天 1 次，直至疾病进展。

因口服特性，泊马度胺也是多发性骨髓瘤患者居家治疗的选择之一。建议固定时间服用，如固定于晚上 8：00 服用。如果漏服，不建议补服。

（三）单克隆抗体

达雷妥尤单抗（Daratumumab，D）是目前国内唯一可获得的抗 CD38 单克隆抗体药物，是全人源化抗体。无论在骨髓瘤的哪个阶段，CD38 在所有患者的瘤细胞上均有高表达。达雷妥尤单抗拥有独特的双重机制，一方面可直接与 CD38 结合，通过多重机制诱导骨髓瘤细胞死亡，达到快速缓解；另一方面通过调节免疫微环境，激活免疫细胞 $CD8^+$ 毒性 T 细胞和 $CD4^+$ 辅助 T 细胞，持续促进骨髓瘤细胞死亡。

在全球包括美国、欧洲、日本等 70 多个国家和地区，达雷妥尤单抗获批与多种不同背景药物联合用于治疗初治及复发 / 难治性多发性骨髓瘤。2019 年 7 月中国批准上市，适应证为单药治疗复发 / 难治性多发性骨髓瘤成年患者，患者既往接受过包括蛋白酶体抑制剂和免疫调节剂的治疗且最后一次治疗时出现疾病进展。

临床研究表明，伴肾功能不全的多发性骨髓瘤患者使用达雷妥尤单抗无须调整剂量，无论是初治还是复发患者均能显著获益并改善肾功能，且不影响患者后续接受自体干细胞移植治疗。

现阶段推荐静脉输注，固定剂量的皮下注射剂型也已经被 FDA 和欧洲药品管理局（EMA）批准用于治疗多发性骨髓瘤，未来将进入国内临床使用。此外，尚有其他制药企业所生产的 CD38 单克隆抗体，在结构、亲和力和具体作用机制上略有区别，如 Isatuximab 和 MOR202 等。

因单克隆抗体药物必须在医护人员照看下输注，故此类药物不适合居家治疗，但治疗结束后回到家中注意以下方面，可以辅助到整个治疗：

1. 输注反应　部分患者会发生输注反应，时间范围在几分钟至几小时不等，虽然医院会留有观察时间，但如果患者是输注后当日回家，一旦发生如发热、呕吐、严重头晕等不良反应，一定要及时联系主管医师或及时到医院就诊。

2. 需要按照要求定期进行血常规检查。

3. 注意肺部防护　保持居住环境的空气流通，定期开窗通风，出入公共环境戴好口罩等。

（四）靶向 BCMA 的抗体 – 药物偶联物

Belantamab mafodotin 是一款抗体 - 药物偶联物，由人源化抗 B 细胞成熟抗原（BCMA）单克隆抗体和细胞毒药物澳瑞他汀 F（Auristatin F）通过不可切割的连接子偶联而成。该药物具有抗体诱发的抗体依赖的细胞介导的细胞毒作用（ADCC）和细胞毒作用双重机制，可杀伤骨髓瘤细胞。2020 年 7 月美国 FDA 批准 Blenrep（belantamab mafodotin-blmf；GSK2857916）作为单药疗法，用于既往接受过至少 4 种疗法（包括蛋白酶体抑制剂、免疫调节剂和 CD38 单克隆抗体）的复发 / 难治性多发性骨髓瘤成年患者。Blenrep 是全球首个获得批准的抗 BCMA 疗法。国内目前尚未获批上市，但值得一提的是，该产品目前已在中国获得临床试验许可，入组的标准为：联合硼替佐米和地塞米松，用于治疗至少接受过 1 种既往治疗的多发性骨髓瘤成年患者。

　　另外，还有更多新药和细胞免疫疗法在复发 / 难治性骨髓瘤临床试验中显示出抗肿瘤效应，包括维奈托克（BCL-2 抑制剂）、Elotuzumab（人源化 CS-1 单抗）、帕比司他和伏林司他（去乙酰化酶抑制剂）、靶向 BCMA/CD3 的 BiTE双抗 AMG420、Dinaciclib（周期素依赖激酶抑制剂）、CP-TRAIL（重组变构 TNF 相关凋亡诱导配体）、Perifosine（Akt 信号转导调节剂）、Vemurafenib（BRAF 突变的靶向抑制剂）、嵌合抗原受体 T 细胞（CART）疗法等。这些药物疗法部分已在国外上市，但国内可获及的不多。值得一提的是，部分药物和疗法在国内正在进行临床试验，若有适合的临床试验药物，建议患者参加，因为中国的临床试验有一个特色，就是很多药物已经在国外上市一段时间有了使用经验，只是这些新药如果需要在中国上市，必须要有在中国临床试验的数据才可以，因此中国临床试验的受试者不仅不是"小白鼠"，相反是既可以减少医疗花费又可以提前享受到先进治疗手段的更佳选择。

　　之所以介绍这么多药物的背景，还设一个专门的章节介绍临床试验，是因为信息化时代，医疗决策已经不仅仅是医护人员的决策，而是由患者、家属、医护人员共同参与的决策。我们希望更多的患者和家属有客观科学的渠道获取信息，知其然也知其所以然，不仅仅知道如何居家治疗，还有机会了解为什么医护人员给我们这样的医疗建议，从而更自信满满地和医护人员一起对抗疾病，获得更高质量的治疗与生活。

二、传统化疗药物

　　这类药物多数都是在临床使用多年的"老药"，可广泛地应用于多种恶性血液病的治疗，包括顺铂（DDP）、环磷酰胺（CTX）、长春新碱（VCR）、多柔比星（ADM）、表柔比星（EPI）、脂质体多柔比星（PLD）、依托泊苷（VP-16）、美法仑（Mel）和苯达莫司汀（Ben）等。2000 年以前，骨髓瘤患者仅有上述药物可以选择，传统方案有 MP（美法仑、泼尼松）方案、M2 方案（美法仑、卡莫司汀、长春新碱、环磷酰胺和泼尼松）、VAD 方案（长春新碱、多柔比星和地塞米松）等。临床研究表明，传统的化疗方案并不能延长患者的总生存期，仅在大剂量化疗（一般指高剂量美法仑方案）联合自体干细胞移植后才能提高患者的完全缓解率，延长无进展生存期及总生存期。即使进行自体移植术，当时多发性骨髓瘤患者的总生存期也仅 3～4 年，而老年患者及不能耐受移植术患者的治疗则非常有限，患者生活质量差，生存期短。现阶段，上述药物很少单独使用，而是多与前面介绍的新型药物组合成 2～4 种药物的联合方案用于骨髓瘤的初次诱导、移植预处理或复发 / 难治性多发性骨髓瘤患者的挽救治疗等阶段。

片剂的环磷酰胺可在居家治疗中使用，大量饮水有助于减轻不良反应，适合空腹或者随餐一起服用。因为环磷酰胺可以随乳汁排出，因此妊娠期、哺乳期禁用。

特别要提到的是，糖皮质激素是一类用以缓解肿胀和炎症的药物，某些糖皮质激素也具有抗癌作用，如地塞米松和泼尼松，可用于多发性骨髓瘤治疗。糖皮质激素可单独用于治疗多发性骨髓瘤，也可与化疗、靶向治疗联用。在组合方案中，糖皮质激素是多发性骨髓瘤治疗中的一种基本药物，一般在诱导、巩固和挽救治疗方案中均含有糖皮质激素。

糖皮质激素也是多发性骨髓瘤居家治疗中常用的药物，有以下注意事项：①建议早上 8：00 固定时间服用。②禁止自行随意停药，避免出现应激反应疾病，需要严格按照医嘱增量、减量或者停药。③激素类药物和很多药物同时使用会增加或减低药物的代谢，所以如果同时服用其他药物，一定要及时跟医师沟通，确保使用安全性。④激素类药物会引起血糖水平一过性升高，合并糖尿病的多发性骨髓瘤患者服用地塞米松期间需要关注血糖，过高需要到医院就诊。

第三节 | 治疗方案

一旦确诊为活动性多发性骨髓瘤，医师为患者选择治疗方案时，一般会将患者分为适合移植和不适合移植两类群体分别给予不同的治疗路径（图3-1）。例如，对于年龄≤70岁，体能状况好，无严重基础疾病和脏器功能不全的患者，医师一般会在有效的诱导治疗后，将自体造血干细胞移植（ASCT）作为首选。对于适合移植的患者，初始治疗方案尽可能要避免使用烷化剂如美法仑等对干细胞采集有影响的药物。而不适合移植的患者根据体能状态评分可能需要剂量减低的方案。

确诊后，应该尽早启动针对多发性骨髓瘤病因的治疗。目前我们的治疗方案主要参考美国NCCN、国际骨髓瘤工作组（IMWG）、ESMO治疗指南，考虑到国内药物的可及性问题，本手册以最新版的《中国多发性骨髓瘤诊治指南（2020年修订）》为蓝本。

首次或初期的治疗目的是使患者体内的骨髓瘤细胞得到最大限度的控制，从而达到临床症状缓解，这一阶段的治疗在医学上称为诱导治疗，一般需要3～4疗程。这一阶段的治疗以化学药物治疗（简称"化疗"）为主。不同类型的化学药物以不同的方式杀灭骨髓瘤细胞或阻止新的骨髓瘤细胞产生。因此，需要经常使用 2 种或 2 种以上药物联合治疗。当仅使用 1 种药物时称为单独用药或单药治疗。

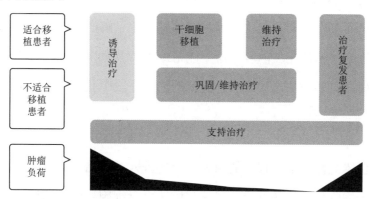

图 3-1　多发性骨髓瘤整体治疗策略

化疗一般按照疗程给药，疗程结束后暂停给药，以便使患者的身体在下一个疗程开始前恢复。疗程的长短取决于使用的药物。对多发性骨髓瘤患者而言，每个疗程的用药时间通常为 14 天、21 天或 28 天，休息 1 ～ 2 周后再进入下一个疗程的治疗，故每 21 天、28 天或 35 天为一个化疗疗程。每个疗程的治疗天数和给予的疗程总数也因使用的治疗方案不同而不同。

多发性骨髓瘤的治疗疗程是根据药物的代谢方式、时间及身体的恢复周期，同时考虑了骨髓瘤细胞的生长特点，通过科学的研究测算确定。所以在治疗期间，患者要按照疗程定时复诊，切不可自行更改疗程或者自行停药，否则很可能引起疾病复发，复发带来的伤害和损失是最得不偿失的。

一、适合移植的患者

自体造血干细胞移植实质上就是在干细胞支持下的高剂量治疗，是多发性骨髓瘤治疗领域一项非常成熟并且较为安全的治疗技术。在有经验的造血干细胞移植中心，多发性骨髓瘤患者行自体移植治疗相关的死亡率 <0.3%。很多患者及家属对"移植"的直观感受多来自影视作品，想到的都是生离死别，因此才会谈移植而色变，实际上这是因为对移植缺乏了解产生的恐惧。下面关于自体造血干细胞移植的相关内容，希望能帮助患者及家属客观、科学地了解该项技术，从而能更多地从这项成熟、安全的治疗手段中获益。

（一）诱导治疗

拟行自体造血干细胞移植的患者也会先进入诱导治疗阶段。如果患者符合自体造血干细胞移植的条件或者保留自体造血干细胞移植的选择权益，主管医师在选择诱导治疗方案时，需避免选择对造血干细胞有毒性的药物，含来那度胺的疗程数应 ≤ 4 个疗程，尽可能避免使用烷化剂如美法仑，以免后续的干细胞采集失败。目前诱导多以蛋白酶体抑制剂联合免疫调节剂及地塞米松的三药联合方案为主，三药联合优于两药联合，硼替佐米皮下使用相对于静脉推注可减少周围神经病变发生率，现已在国内外广泛应用。诱导治疗的化疗疗程数一般为 3 ～ 4 个疗程。

对于适合移植的患者，诱导阶段是确诊后开始的第一个治疗阶段，这个阶段治疗相对密集，是因为需要在相应的时间内尽可能地把肿瘤负荷降到最低，为后期的移植做好准备。所以在这个阶段，需要患者与主管医师保持良好的沟通，密切配合顺利度过。

1. 干细胞采集　在诱导治疗达到相应的缓解程度后，会进入干细胞采集环节。虽然干细胞生长于骨髓中，但采集干细胞并不需要骨髓穿刺，而是采用一些方法将干细胞动员到外周血中，通过仪器将干细胞采集出来，整个过程除在采集干细胞时因为要保持平躺姿势 4 ～ 5 小时会造成手足麻木，其余并没有特殊的疼痛或不适，所以不要恐惧和担心。患者不需要特殊的准备，只需要一颗平静的心配合医护人员即可顺利度过此过程。

其中干细胞的动员方案有 2 种，一种是粒细胞集落刺激因子动员方案，动员 4 ～ 5 天后采集（尤其对于存在肾功能不全的多发性骨髓瘤患者）；另一种为大剂量环磷酰胺（或联合依托泊苷）化疗后联合粒细胞集落刺激因子动员方案，随后监测外周血干细胞比例，若达到一定比例的采集标准，就使用血细胞分离机进行外周血干细胞采集（类似于捐献血小板的献血过程）。有研究表明，化疗后再动员干细胞，采集成功率更高（除外重度肾功能损害患者），一般临床上多采用这种动员方案。若预估患者采集失败风险大或首次采集失败后二次采集者，可考虑粒细胞集落刺激因子联合普乐沙福的方案，因普乐沙福价格较高，故选择性使用。每次自体造血干细胞移植所需 CD34$^+$ 细胞数建议 ≥ 2×10^6/kg，建议采集可行 2 次移植所需的细胞数供双次或挽救性第 2 次移植时所需。

采集完成后干细胞冻存于液氮（超低温 –196℃）容器中备用，等待回输。

在采集干细胞的环节中，因为是将干细胞动员到外周血利用血细胞分离机采集干细胞，很多患者和家属看到血细胞分离机会有一个疑问，就是全身血液经过这个仪器会不会被污染？患者可以完全放心，因为血液通过血细胞分离机的管道是一次性的，就是血液只会接触一次性完全无菌的管道。血液通过这个专属的管道进入血细胞分离机，而血细胞分离机仅仅提供磁场，通过特殊的磁场使血液通过时不同的成分按序排列，最终筛选出需要分离的成分，如采集干细胞时只筛选出干细胞，采集血小板时只筛选出血小板，而其他的血液成分会保持无菌的状态回输至患者的体内（完整内容可在抖音"血液科傅医生"的科普视频查看）。

2. 自体干细胞移植流程　共分为 5 个步骤。

第一步，移植前评估。这主要是在移植前再次谨慎判断患者是否适宜行自体造血干细胞移植。包括以下内容：①相关科室会诊，排查潜在感染等。②完善疾病状态评估。③完善重要脏器功能评估，尤其是心脏、中枢神经系统等。④完善感染相关病原学检测等。根据检查结果最终决定患者是否具备自体移植的条件。

第二步，药浴入舱，预处理。常规选择美法仑 $200mg/m^2$ 进行预处理，可能会根据心脏和 / 或肾脏功能下调剂量至 $140mg/m^2$、$100mg/m^2$；也有选择美法仑联合环磷酰胺、依托泊苷等药物进行预处理。预处理化疗安排在干细胞回输前，一般会在干细胞回输 –3 至 –2 天用完（干细胞回输默认为 0 天）。预处理是一个大剂量的化疗过程。预处理可把病变的骨髓环境清空，为输入新的健康干细胞做准备。因为这个过程会把患者的免疫功能降到很低，短期内身体会失去防御外界细菌病毒侵害的能力，所以预处理需要在无菌的净化舱中进行。在这个阶段，患者需要单独地在舱内生活，但也不用过于担心：①仓内配有无线网络，患者的个人电子设备经过消毒后可以带入仓内，仓内生活不会无聊。②仓内也配备了可视电话设备，患者可与家属、朋友视频会面。这个阶段需要以干净卫生、软烂、营养均衡的食物为主，可以选择医院的营养餐，也可以选择家属送餐，只需要按照相关的消毒要求送餐即可。预处理后患者可能会出现胃肠道反应，如恶心、呕吐等，不必过于惊慌，医护人员会进行相应的对症处理，且这个症状是一过性的，尽量以舒缓心态面对。另外，预处理后医护人员会检测血常规及肝肾功能等，及时发现身体发生的变化，如果有任何难以忍受的不适，要及时跟医护人员沟通。

第三步，干细胞回输。这一天一般被默认为移植 0 天。干细胞回输类似于输血，将前期自身已采集冻存着的干细胞输入患者体内，绝大部分患者没有不良反应，少部分患者可能出现过敏、一过性镜下血尿、胸闷、血压升高等，遇到这些偶发的情况也不必过于惊慌，这些都是一过性可逆的情况，同时是可控的。

第四步，处理并发症。这部分内容是患者和家属最为关心的。在移植过程中，常见的并发症是胃肠道反应与骨髓抑制。①胃肠道反应：是临床上最常见的不良反应，主要表现是食欲减退、恶心、呕吐、腹泻等，反应程度因人而异。主管医护人员会根据实际情况予以镇吐、止泻、调节胃肠道菌群、静脉营养（必要时）等治疗。②骨髓抑制：经过了大剂量化疗，重新植入了新的造血干细胞，短期内造血功能还没有完全恢复，所以会出现骨髓抑制的并发症，大部分血液科大夫有非常丰富的处理骨髓抑制的经验。常规应用的有造血生长因子（俗称升白细胞针和升血小板针）进行促进骨髓造血重建；必要时会成分输血，主要是指直接输注新鲜血小板；一般情况下，较少需要补充红细胞。粒细胞一般第 10 天（d10）左右达到 0.5×10^9/L 以上，血小板一般第 12 天（d12）左右达到 20×10^9/L 以上，从而脱离输注，即造血重建成功。③其他：如发热、感染、肝功能异常等，主管医师均会有相应对策，如应用抗生素和保肝药物。总之，遇到以上情况不必惊慌，与医护人员密切配合，都能顺利度过。

在实际的临床中，的确有部分患者会出现重症感染、脏器功能不全，甚至植入失败等，但总体发生率并不高。客观地说，自体移植严重不良反应发生率与常规化疗差别不大，所以我们需要科学、客观地了解移植，有助于降低未知带来的恐惧，从而能够更有信心地度过移植期。

第五步，免疫重建。这一步是骨髓环境重新恢复正常的一个过程，通过这个过程，种回骨髓环境新的、好的干细胞会在骨髓中生根发芽，帮助身体焕发新的生机。但这一步比较慢，一般需要 3～6 个月或者更长时间，所以我们要有足够的耐心。这一步不是在医院完成，而是在院外完成。从移植前评估算起，若整个过程顺利的话，一般 18～25 天即可出舱回家休养。完成自体移植成功出仓后，在免疫重建之前患者的身体免疫功能还比较低，需要格外注意避免感染，家中居住的环境需要每日开窗通风，保持环境卫生和干净，外出时需要佩戴好口罩。在刚刚出仓的 1 个月，胃肠道功能较差，建议选择清淡饮食，不要进食生冷油腻酸辣等刺激食物。

（二）巩固治疗

如果属于高危多发性骨髓瘤，可考虑在第 1 次移植后 6 个月内行第 2 次移植。移植后是否需巩固治疗尚存争议，建议在自体造血干细胞移植后进行再分层，对于高危患者可以使用巩固治疗。巩固治疗一般采用先前有效的方案治疗 2～4 个疗程，随后进入维持治疗。

（三）维持治疗

这也是整个多发性骨髓瘤治疗中非常重要的一个环节。目前，多发性骨髓瘤的治疗逐步进入慢性病管理的状态。虽然这个疾病尚且不能治愈，但如果能够长期将疾病控制在肿瘤负荷很低的状态，长期保持较好的缓解状态，就能够进入与肿瘤和平共处的阶段，甚至回归正常的工作和生活。

维持治疗一般在巩固治疗结束后开始，不行巩固治疗的患者在具有良好造血重建后开始。一方面维持治疗可进一步提高患者的缓解深度，清除体内的残留骨髓瘤细胞；另一方面维持治疗可以帮助患者维持较好的缓解状态，减缓疾病复发，进而延长缓解期和总生存期。

维持治疗可选择来那度胺、硼替佐米、伊沙佐米、沙利度胺等，对于有高危因素的患者，主张用含蛋白酶体抑制剂的方案进行维持治疗≥2年或持续至疾病进展。高危患者建议两药联用，不可单独使用沙利度胺。中低危患者可以使用来那度胺单药口服维持≥2年或持续至疾病进展。所以维持治疗是一个长期过程，这个过程必不可少且非常重要，千万不要随意停止治疗。对于停止治疗的时机需要跟主管医师共同探讨，这样才能科学地获得最好的缓解和最长的生存期。

二、不适合移植的患者

如果在确诊多发性骨髓瘤的时候处于高龄，或年龄虽小于70岁但存在心、肺等重要脏器功能不全或基础合并症的状态，会被评估为不适合移植，此时医师会根据患者的体能状态、日常生活自理能力等多项指标进行评分，将患者分为良好、一般、虚弱三类。医师会为体能状态"良好"的患者选择标准的三药方案进行诱导化疗；为体能状态"一般"的患者选择两药或减量的三药方案进行初次诱导治疗；而对于体能状态为"虚弱"的患者则采用减量的两药联合方案进行治疗。第一阶段的诱导方案见表3-2。如果第一阶段的诱导方案治疗有效，医师会建议继续使用有效方案巩固至最大疗效，一般巩固需要4～8个疗程，随后进入维持阶段治疗。维持治疗方案同适合移植的维持治疗。

表3-2 初治多发性骨髓瘤患者的诱导治疗方案

适合移植	不适合移植
硼替佐米＋地塞米松（BD）	硼替佐米＋地塞米松（BD）
来那度胺＋地塞米松（Rd）	美法仑＋醋酸泼尼松＋硼替佐米（VMP）
来那度胺＋硼替佐米＋地塞米松（RVd）	美法仑＋醋酸泼尼松＋沙利度胺（MPT）
硼替佐米＋多柔比星＋地塞米松（PAD）	美法仑＋醋酸泼尼松＋来那度胺（MPR）
硼替佐米＋环磷酰胺＋地塞米松（BCD）	
硼替佐米＋沙利度胺＋地塞米松（BTD）	
沙利度胺＋多柔比星＋地塞米松（TAD）	
沙利度胺＋环磷酰胺＋地塞米松（TCD）	
来那度胺＋环磷酰胺＋地塞米松（RCD）	

三、其他治疗

由于多发性骨髓瘤病灶在全身多部位发作，故主要以全身药物治疗为主。除全身化疗控制骨髓瘤细胞外，还需局部治疗用于控制有限范围的病灶。局部治疗有放射治疗（简称"放疗"）、手术治疗两种方式。

放疗是使用高能射线治疗癌症的技术。放射线可损伤细胞基因，杀灭癌细胞或阻止生成新的癌细胞。局部治疗只适用于治疗身体某个小的、特定区域的癌细胞。在骨髓瘤中，放疗最常用于治疗髓外的浆细胞瘤肿块。低剂量的放疗可以作为姑息治疗，用于缓解药物不能控制的骨痛，也可用于预防即将发生的病理性骨折或脊髓压迫。放疗以不影响干细胞采集为宜，具体的精确定位及剂量安排需要血液科医师与专业的放疗科医师协商制订。

手术多用于孤立性浆细胞瘤的治疗（参见本章第四节特殊类型的治疗），也可在手术前后行放疗。多发性骨髓瘤患者使用手术的时机不多，有时是为了取样进行疑难病例的病理诊断。另外，有些患者如即将发生或已有长骨病理性骨折、脊椎骨折压迫脊髓或脊柱不稳，也可行骨科手术进行固定，但属于"治标不治本"，骨髓瘤病因的全身治疗不能因为局部治疗而无限制地延期或中断，这类手术最好安排在化疗的间歇期进行。

四、支持治疗

支持性治疗即辅助治疗，是所有患者整体治疗的重要组成部分，贯穿整个治疗周期，这是保证规范的病因治疗、足够合适剂量进行下去的前提。以下重点介绍多发性骨髓瘤在初诊时即有可能导致的"CRAB"症状的针对性支持治疗和处理。治疗期间或治疗后可能发生血细胞抑制、感染、凝血／血栓等并发症，详细处理见"不良反应"章节。

（一）骨病的治疗

骨痛是很多患者在确诊多发性骨髓瘤时最直观的感受。数据显示，80%以上的多发性骨髓瘤患者在就诊时存在骨破坏，因此对于骨病的治疗是多发性骨髓瘤支持治疗非常重要的部分，最常使用的药物是双膦酸盐类药物。双膦酸盐类药物分为口服和静脉两种剂型，包括氯屈膦酸（口服）、帕米膦酸二钠（静脉）和唑来膦酸（静脉）等。口服双膦酸盐可以长期使用，需要每天服用。目前在住院期间以唑来膦酸使用居多，建议在多发性骨髓瘤诊断后前 2 年每月 1 次、2 年之后每 3 个月 1 次持续使用。若出现了新的骨相关事件，则重新开始至少 2 年的治疗。唑来膦酸使用前要检查肾功能，根据肌酐清除率进行剂量调整（每次剂量范围为 3 ～ 4mg），若肌酐清除率小于 30ml/min，一般不建议使用。

输注双膦酸盐类药物前后可适当多饮水，使用期间也需要定期监测肾功能，警惕药物对肾脏的潜在影响。另外，双膦酸盐类药物还有引起下颌骨坏死的可能，使用前应该进行口腔检查，使用中避免口腔侵袭性如拔牙或种植牙等操作。若需进行口腔侵袭性操作，需在操作前后停药 3 个月，并加强抗感染治疗。

（二）贫血

贫血是多发性骨髓瘤临床表现之一，在多发性骨髓瘤确诊前很多患者虚弱乏力的感受很可能就是由贫血引起的。随着治疗有效，贫血可逐步改善。持续存在贫血，尤其是同时合并肾功能损害的患者可考虑使用促红细胞生成素治疗，每周 3 ～ 4 次皮下注射；使用促红细胞生成素期间注意监测血压。在用促红细胞生成素期间或同时明确患者合并有造血原料缺乏性贫血，可酌情补充铁剂、叶酸、维生素 B_{12} 等。严重贫血者可临时输注红细胞改善症状。

（三）高钙血症

严重和症状性高钙血症除积极治疗多发性骨髓瘤外，还需要其他治疗措施，包括水化、利尿，如肾功能正常，则补液 2000 ～ 3000ml/d；补液同时合理使用利尿剂以保持尿量 >1500ml/d。双膦酸盐可以降低血钙水平，但其降低血钙的作用较慢且受肾功能的影响。其他药物治疗包括大剂量糖皮质激素、降钙素；合并肾功能不全时，也可行血液或腹膜透析替代治疗。

（四）肾功能不全

水化、碱化、利尿可避免肾功能不全；减少尿酸形成（如非布司他、别嘌醇）和促进尿酸（如苯溴马隆、重组尿酸氧化酶）排泄；肾衰竭者应积极透析，以血液透析多用；避免使用非甾体类抗炎药（NSAID）等肾毒性药物；避免使用静脉对比剂。

（五）高黏滞血症

血浆置换是症状性高黏滞血症患者有效缓解症状的辅助治疗手段。

五、复发多发性骨髓瘤的治疗

几乎所有的多发性骨髓瘤患者都会不可避免地经历复发。随着复发次数的增加，留给我们再次对抗疾病的机会越来越少，难度也会增加。复发时治疗的有效率远低于首次治疗，生存时间也明显缩短。因此，尽早接受有效治疗对于复发多发性骨髓瘤患者来说非常重要。

需要提醒的是，仅有生化复发的患者不需要立即开始治疗。目前认为，只有在出现单克隆球蛋白增速加快（如3个月内增加1倍）时，才应该开始治疗。对于无症状的生化复发情况，如果受累球蛋白上升速度缓慢，仅需观察，建议3个月随访1次（详见随访部分）。侵袭性复发的患者复发时往往存在多种临床症状、体征和明显异常的化验指标，甚至出现复杂的合并症，需要住院处理，以下就几种涉及住院的治疗方案做简单介绍，便于患者及家属了解。

（一）参加临床试验

在骨髓瘤出现复发／进展时，参加临床试验是优先推荐给患者的方式。

新药的临床试验方案可能是新药单独应用，或者新药与既往传统疗法的联合应用。现阶段国内进行的关于复发／难治性多发性骨髓瘤的临床试验有：① CD38 单克隆抗体（MOR202）联合来那度胺和地塞米松（Rd）。② BCMA 单抗药物偶联物联合硼替佐米和地塞米松（Vd）。③核输出蛋白抑制剂联合低剂量地塞米松。④嵌合抗原受体 T 细胞（CART）疗法等。上述临床试验中的新药多数是欧美国家原研的，并且在欧美国家已经有一定的使用经验与数据。复发／难治性多发性骨髓瘤患者可以在医师和试验助理人员的协助下，参照每项试验的入排标准评估是否可以参加。

CART 疗法是近年来发展非常迅速的一种新型细胞免疫治疗技术，是将抗原抗体的高亲和性和 T 淋巴细胞的杀伤作用相结合，通过构建特异性嵌合抗原受体，经基因转导使 T 淋巴细胞表达这种嵌合抗原受体，特异性地识别靶抗原从而杀伤靶细胞。这一疗法在 B 细胞恶性肿瘤中显示出很好的疗效。2017 年最早上市的 CART 产品靶标为 CD19，适用于 B 细胞急性淋巴细胞白血病和淋巴瘤，治疗价格非常昂贵，在美国一次治疗费用高达 37 万～ 42 万美元。2015 年起陆续有 CART 产品治疗多发性骨髓瘤的临床数据报道，国内近 5 年来也有针对复发／难治性多发性骨髓瘤患者进行 CART 疗法的临床试验。迄今为止，针对多发性骨髓瘤患者进行的 CART 靶点研究很多，包括 CD19、BCMA、CD38、SLAMF-7 等，其中靶点 BCMA 使用最多，国内外关于靶向 BCMA 的 CART 临床研究，治疗复发／难治性多发性骨髓瘤的总反应率均在 70% 以上，无进展生存期多数在 1 年左右。另外，也有 2 个靶抗原串联/并联或 2 种靶标的 CART 产品序贯输注的方法治疗复发/难治性多发性骨髓瘤患者的临床试验。2021 年 3 月 26 日，全球首款靶向 BCMA 的 CART 疗法 Idecabtagene Vicleucel（ide-cel，bb2121）获美国 FDA 批准上市，用于四线治疗后（包括免疫调节剂、蛋白酶体抑制剂及抗体类药物）的复发/难治性多发性骨髓瘤成年患者。CART 治疗期间需要高度关注其相关毒性，尤其细胞因子风暴或细胞因子释放综合征反应（参见后述）和神经系统毒性反应。CART 治疗的毒性是由细胞因子和直接从注入细胞和/或宿主细胞（如巨噬细胞）释放的其他免疫蛋白引起的。神经毒性是 CART 的另一个重要不良反应，包括头痛、失语症、谵妄，以及较少见的因脑水肿引起的癫痫和梗死。细胞因子释放综合征的应对措施包括使用抗白细胞介导 -6 受体抗体和类固醇激素等，而神经毒性的一般应对措施是使用类固醇激素。将编码生物自杀开关的基因整合到 CART 产品中，是一种减轻潜在毒性的有效方法，目前也变得越来越普遍。其原理是在注射特定药物后，激活自杀开关引发 CART 凋亡。

CART 疗法的大致流程如下（参照多数注册登记的 CART 临床试验流程）：

第一步，淋巴细胞采集和 CART 制备。首先需要判断患者是否适宜行 CART 治疗。包括以下内容：①排查潜在感染。②完善疾病状态评估，包括肿瘤细胞表面相关抗原的表达水平。③完善重要脏器功能评估，尤其心脏、肝、肾和中枢神经系统等。④有些试验还需要评估患者外周血的淋巴细胞功能。根据上述结果最终决定患者是否适宜采集淋巴细胞。若适合采集，会从患者外周血采集一定数量的淋巴细胞（一般采集 1 次即可），步骤类似于采集自体干细胞的过程。采集的淋巴细胞送到专门的 CART 制备实验室进行制备，这个过程一般需要 10 ～ 20 天。也有 FasCAR 的研究，培养周期可大大缩短。

第二步，预处理。常规选择环磷酰胺或氟达拉滨联合环磷酰胺（FC）方案进行预处理,预处理化疗安排在 CART 回输前,一般会在 CART 回输前 2 ～ 3 天用完。

第三步,CART 回输。这一天默认为 d0。CART 回输类似于输液,将已经制备好的 CART 输入患者体内,输注会根据每个患者的情况,或 CART 总剂量在 1 天内一次性输注,或分 2 ～ 3 天输注完毕。绝大部分患者在输注期间没有副作用,少部分患者可能出现过敏等,均是可逆转且是可控的。

第四步,处理并发症。主要可能会发生的并发症有细胞因子释放综合征、骨髓抑制和脏器功能损害。①细胞因子释放综合征反应:是 CART 治疗最显著和最严重的毒性,是一种急性的炎症过程,表现出一系列的临床症状,以及大量细胞因子(白细胞介素 -6、肿瘤坏死因子、干扰素 γ 等)短暂的剧烈增多。首发表现为发热,反应程度因人而异,还可表现为心动过速、低血压、缺氧等。需要密切观察患者的血压、脉氧、神志状态和脏器功能,少数患者可能出现多脏器功能衰竭需要转入重症监护病房(ICU)处理。②骨髓抑制处理:多数患者的骨髓抑制是一过性的,但也有可能出现严重持久的造血抑制,根据输血指南规范必要时给予输注成分血进行支持,骨髓抑制期间重点是防范感染和出血并发症。③其他:如嵌合抗原受体 T 细胞相关性脑病综合征、脏器功能损害,恶心、呕吐、腹泻等胃肠道反应,均有相应对策,如预防癫痫、保肝、镇吐和止泻等药物的应用。从预处理开始算起,患者住院时间主要取决于回输后并发症的轻重及持续时间,一般为 2 ～ 4 周,个别重症者可能需要住院更长时间,甚至有生命危险。

(二)挽救性自体移植

有前瞻性研究显示,多发性骨髓瘤在复发 / 进展时,若脏器功能能够耐受自体干细胞移植，且尚有冻存的自体干细胞，挽救性自体造血干细胞移植的无进展生存期较其他方案甚至更优，尤其是初次移植后反应时间较长的患者获益更多，通常首次移植后治疗反应≥18个月时，就应考虑挽救性自体造血干细胞移植。另有主张二次挽救性自体造血干细胞移植，不但可以很好地控制肿瘤，还可重新建立因药物累积毒性而受损的骨髓功能，进而可继续治疗以控制疾病。多发性骨髓瘤复发时再次自体造血干细胞移植的理念一直存在，因此在实践中要收集足够的干细胞以供至少1次的移植。

（三）挽救性化疗

根据既往的治疗、年龄、并发症、潜在的不良事件以及复发时机来选择治疗方案，目前新药联合的治疗方案正在快速发展，为复发/难治性多发性骨髓瘤患者的治疗提供了更加多元化的治疗选择。治疗目标在首次复发和多次复发的患者是不一样的，对于首次复发的患者，其治疗目标是获得最大限度缓解，延长无进展生存期；而对于多线复发的多发性骨髓瘤患者，以提高患者的生活质量为主要治疗目标，在此基础上尽可能获得最大限度缓解。

如果是首次复发，在可以耐受的情况下，建议选用含蛋白酶体抑制剂、免疫调节剂或达雷妥尤单抗等新作用机制的三药或四药联合化疗。有条件者，可序贯自体造血干细胞移植。治疗方案应该考虑复发的时间，如6个月以内复发，应尽量换用与复发前不同作用机制药物组成的方案。

复发后再诱导的治疗方案首先考虑既往未使用过和/或首次复发推荐方案中不耐药的两种药物。同时，考虑达雷妥尤单抗联合标准三药治疗方案及其他新药治疗方案。对于浆细胞白血病及髓外浆细胞瘤这类侵袭性的复发患者，推荐使用含蒽环类的多药方案（表3-3）。

表3-3　复发骨髓瘤患者可使用的方案

以前化疗方案再治疗（可能对既往化疗方案敏感的复发患者）
伊沙佐米＋来那度胺＋地塞米松（IRd）
达雷妥尤单抗＋来那度胺＋地塞米松（DRD）
达雷妥尤单抗＋硼替佐米＋地塞米松（DVD）
达雷妥尤单抗＋伊沙佐米＋地塞米松（DID）
地塞米松＋环磷酰胺＋依托泊苷＋顺铂 ± 硼替佐米（DCEP ± B）
地塞米松＋沙利度胺＋顺铂＋多柔比星＋环磷酰胺＋依托泊苷 ± 硼替佐米（DT-PACE ± V）
自体造血干细胞移植或异基因造血干细胞移植

（四）少数患者可以行异基因造血干细胞移植

异基因造血干细胞移植仍是目前唯一有可能治愈多发性骨髓瘤的手段，可更彻底地清除患者体内的癌细胞，但由于其发生排异反应的概率较大，以及会造成患者长期重度免疫缺陷引起感染等并发症，治疗风险也相应增高。对于年轻且有合适供者的复发/进展期多发性骨髓瘤患者，可考虑异基因造血干细胞移植。

六、原发耐药多发性骨髓瘤的治疗

对于首次使用的诱导方案规范治疗 2～3 个疗程未获得最小缓解以上的疗效，则提示患者体内的骨髓瘤细胞存在原发耐药，此类患者预后极差，生存期甚至可不足半年。针对这类原发耐药的多发性骨髓瘤患者，则需要换用未用过的新方案，如能获得部分缓解及以上疗效，条件合适者应尽快行自体造血干细胞移植；符合临床试验条件者，进入临床试验。

第四节 | 特殊类型的治疗

一、孤立性浆细胞瘤

孤立性浆细胞瘤是指仅有单个骨髓瘤细胞团块。骨孤立性浆细胞瘤起源于骨髓，骨外孤立性浆细胞瘤起源于骨外软组织。根据孤立性浆细胞瘤在体内的位置确定治疗方案。

孤立性浆细胞瘤治疗以手术为主，手术完整切除者可以观察；不能手术或手术未完全切除者可行局部放疗，直径 >5cm 者也可以考虑进行全身化疗。无论前期是进行手术还是放疗，此类患者均需要终身随访（见随访章节）。若进展至症状性多发性骨髓瘤，则按前述方案进行规范化治疗。

二、冒烟性骨髓瘤

冒烟性骨髓瘤又称无症状浆细胞性骨髓瘤，通常需要数月或数年才进展为有症状的浆细胞性骨髓瘤，既往常规的化疗药物（如甲泼尼龙、沙利度胺等）阻止其疾病进展的疗效有限,且有可能会给患者带来不必要的毒性。因此，过去多个指南均推荐对于冒烟性骨髓瘤进行"观察和等待"。近年来，对于冒烟性骨髓瘤进展风险相关因素进行深入探索研究，将异质性很大的冒烟性骨髓瘤群体根据危险度进一步细分，一般分为低危、中危和高危组。高危组冒烟性骨髓瘤预计 2 年内进展至有症状的浆细胞性骨髓瘤的风险在 50% 以上，有来那度胺单药、RD 以及 KRD 甚至达雷尤单抗等多种方案。对高危组冒烟性骨髓瘤进行抢先治疗的部分干预性临床试验已有长达 10 年的随访数据，显示抢先干预处理能够延缓疾病进展，甚至维持长年的微小残留病阴性状态，达到治愈的可能。现阶段国外多数专家认为，也有 NCCN 指南推荐，对高危冒烟性骨髓瘤可以进行来那度胺单药治疗或参加临床试验，而对于低中危冒烟性骨髓瘤目前除参加临床试验外，仍采取"观察和等待"的治疗策略，但要定期进行随访和检查，若随访中发现其进展至有症状的浆细胞性骨髓瘤，则按前述多发性骨髓瘤启动规范治疗。针对冒烟性骨髓瘤的临床试验，多数都是采用一些高效、低毒的新型药物提早进行干预，希望达到防微杜渐的目的。若有适宜患者的开放性临床试验，强烈建议患者加入临床研究。

第五节 | 骨髓移植适应证

在"老药"的传统化疗时代，即便使用 3 ～ 5 种药物联合化疗，欧美国家骨髓瘤患者的完全缓解率也不足 10%，中位生存期仅 2 ～ 3 年。20 世纪 80 年代后引入自体造血干细胞移植术后，骨髓瘤患者的完全缓解率得到提高，可达 20% ～ 40%，中位生存期可达 4 ～ 5 年。尽管在当今大量新药问世的年代，行自体造血干细胞移植的患者仍然比不移植者的完全缓解率高，并且由于行自体造血干细胞移植后患者体内残留的肿瘤细胞清除得更为干净，故患者处于缓解状态的时间会持续更久，出现疾病进展或复发的时间会更晚，患者的生活质量会更高，生存时间会更长。

因此，国内外医学专家仍保持"能移植，则移植"的理念，即对于适合移植的患者，自体造血干细胞移植仍然应作为首选，而且应该在一线早期应用。高危患者如果在首次移植后未达到非常好的部分缓解（VGPR）以上疗效，推荐在首次移植后 6 个月内进行序贯的二次自体移植。患者在疾病复发或进展时如果有自体干细胞可用，强烈推荐行挽救性移植。

对于年轻的、具有高危预后因素且有合适供者的患者，可考虑异基因造血干细胞移植。一方面通过高剂量的预处理化疗对体内的骨髓瘤细胞进行清扫，另一方面也希望供体干细胞在患者体内植活后重建的免疫系统可进一步杀伤骨髓瘤细胞，最大可能地降低骨髓瘤的复发率，复发率低于自体移植和单纯化疗者，但不是 100% 能阻止其复发或进展。而且患者及家属也应该充分理解异基因造血干细胞移植可能带来的重症感染、脏器衰竭以及排异反应等致命风险。

然而因为专业信息的局限性，大部分人对于移植的了解往往局限于影视作品的渲染或者字面意思的理解。希望医务工作者在本职的医疗工作之外也能科普更多、更客观、更科学的医学知识，帮助大家更理性客观地看待血液疾病的治疗手段，在需要做医疗决策时能够通过这些科学客观的信息，做出在现有医疗条件下最优、最科学的治疗选择。

第四章　多发性骨髓瘤的居家治疗

第一节 │ 适合居家治疗的情况

除一部分患者因为基因组学和生物学上的高危特性而进展较快外，大部分多发性骨髓瘤是惰性的，表现在很多方面：多发性骨髓瘤发病前有长达数年之久的癌前病变期，如不明意义的单克隆免疫球蛋白血症和冒烟性骨髓瘤。即便发展到有症状的多发性骨髓瘤，很多患者肿瘤细胞的增殖速度较慢，标记增殖的 Ki-67 指数通常为 5% ～ 10%，病程长达数年。因此，整个病程中除需要在医院治疗和随访的阶段，大部分时间都是在家度过的。居家治疗占据整个病程的最长阶段。

居家治疗并不等同于疗效更差、更加保守的治疗方法或者是放弃治疗，居家治疗也可以达到疗效较好、安全性和获得良好的生活质量三者统一。实现良好的居家治疗，也需要患者、家属和医护人员三方的密切配合。

居家治疗包括以下几种模式。

一、维持治疗可以进行居家治疗

初诊患者在住院诱导和巩固治疗后获得非常好的疗效，一般是指疗效达到非常好的部分缓解和完全缓解以上，身体进入稳定的平台期，这时患者的身体恢复良好，治疗也开始进入维持治疗阶段。维持治疗是指用最小作用剂量药物做长时间的治疗，从而使疾病的缓解状态得以保持，延长患者无疾病进展期和总生存期。多种维持治疗药物的临床研究和荟萃分析均支持这种治疗模式，有益于患者的生存。

通常情况下医师会根据患者疾病的危险度、治疗后疾病缓解状况和微小残留病灶的程度来决定维持治疗用药物、剂量和治疗时间。维持治疗大都选择在家持续口服药物，或者间断到医院进行治疗，如每 2 周去一次医院维持治疗，或者每 3 个月去做一次完整治疗。

二、初诊患者首选居家治疗

新的医学发展突破了传统化疗的概念，高效、低毒的新型作用机制药物不研发出来，投入市场，并纳入国家医保。大部分患者都可以使用新药来进行治疗。

哪些患者可以在初诊时首选居家治疗呢？大部分初诊的患者因为有明显的临床症状如骨痛、贫血、肾功能不全等需要尽快控制，不适合在家治疗。但有少部分临床症状轻微，对生活及日常活动影响不大，或者患者主观意愿要求强烈可以选择居家治疗。

医师还会根据临床预后和危险分层，对疾病有全面了解后，相对老年（非移植适应证）、症状轻微、疾病呈惰性发展和非高危患者可以在家进行持续性治疗。治疗方案需要在疗效、毒副作用和药物可及性三方面进行反复调整以达到合理和平衡。

三、复发患者的居家治疗

复发患者在每个阶段疾病复发时的表现都不是单一的模式。因此，医师还是会为患者做全面检查，评估复发状态。根据《中国多发性骨髓瘤诊治指南》，医师判断复发最重要的是确认患者属于生物学复发还是临床复发。惰性复发是由医师判断临床表现相对轻微，没有任何侵袭性特征的临床复发。

复发患者在任何情况下的首选治疗都是新药临床试验。除此之外，患者进行了全面的检查，如果符合惰性复发和生物学复发，需要开始进行治疗的患者也可以选择居家治疗。治疗方案通常在前期维持治疗药物的基础上上调剂量或者进行联合化疗持续性治疗的方法。治疗过程中需要和初诊患者一样进行严密的观察和评估，直到获得肯定的疗效。

另外，新型作用机制的口服药物如伊沙佐米、泊马度胺、核输出蛋白1抑制剂、凋亡蛋白如 BCL-2 抑制剂等，将来会极大改善复发/难治性患者的居家治疗疗效。

需要注意的是，居家治疗不等于随意治疗，只是因为患者的疾病情况可以选择居家治疗，这样可获得更高的生活质量，但同时也存在一定的挑战，即在家中医护人员不能随时在患者身边，所以患者或家属要尽量全面客观地理解疾病和治疗，能及时发现问题，能评估哪些问题可以在家中处理，哪些问题需要及时到医院处理。另外，不可随意停止治疗，不能因为在家中休养，主观上觉得疾病好像不需要治疗了就随意更改治疗疗程或者停止治疗，这是非常危险的，因为复发是多发性骨髓瘤最大的损失，多次复发后骨髓瘤细胞恶性克隆会逐渐增多和复杂，很多现有的治疗手段可能都没办法帮上忙，因此一旦治疗开始就需要尽可能维持下去，并且需要进行全程的随访观察、评估疗效和及时调整治疗。

第二节 ┃ 居家治疗的药物方案

一、新型作用机制的口服药物

此类药物是居家治疗的主要治疗用药。

（一）免疫调节剂

沙利度胺口服给药后吸收缓慢，给药后 2 ～ 5 小时达到最大血浆浓度。沙利度胺在水性介质中的溶解度差，可能阻碍吸收速率。50 ～ 400mg 沙利度胺单次口服给药后，血浆中沙利度胺的消除半衰期为 5.5 ～ 7.3 小时。肾损害不会影响沙利度胺药物暴露，因为 <3.5% 的剂量以原形药形式经尿液排泄。

来那度胺口服可被快速吸收，血药浓度在服药后 0.5 ～ 1.5 小时内达到最高。同时接受高脂和高热量食物时会降低吸收程度。但来那度胺可与食物同服，也可空腹服用。在 5 ～ 25mg/d 剂量范围内，患者的血浆半衰期为 3 ～ 5 小时。来那度胺主要通过尿路以原形排泄，因此需要根据肾功能调整使用剂量。

泊马度胺单次口服给药后，患者最大血药浓度出现在给药后 2～3 小时。同时接受高脂和高热量食物时会降低吸收程度。患者的血浆半衰期为 7.5 小时，绝大部分从尿液排泄。泊马度胺在严重肾功能异常（肌酐清除率 <30ml/min 且需要透析）时调整剂量为 3mg/d，在轻中度肝功能损害时调整剂量为 3mg/d，重度肝功能损害时调整剂量为 2mg/d。

此类药物建议患者固定时间服用，如固定睡前服用。如果出现漏服，不要补服，其他详细药物服用的注意事项在第三章有详细介绍，可供参考。

（二）蛋白酶体抑制剂

伊沙佐米（枸橼酸伊沙佐米，MLN9708）是一种稳定的口服柠檬酸酯前药，在生理条件下迅速水解为生物活性形式（MLN2238）。口服给药后约 1 小时，伊沙佐米血药浓度达到峰值。平均绝对口服生物利用度为 58%。高脂饮食使伊沙佐米血药浓度–时间曲线下面积（AUC）减少了 28%。伊沙佐米的终末半衰期为 9.5 天。每周口服给药，经尿排泄成分占 62%，经粪便排泄占 22%。中重度肝肾功能损伤患者需要减量。

口服蛋白酶体抑制剂为多发性骨髓瘤居家治疗中常用的药物之一，关于服药注意事项在第三章有详细介绍，患者与家属可以参考。

（三）核输出蛋白 1 抑制剂

双层核膜的存在是真核生物的重要标志之一。小分子可通过主动扩散在核质间穿梭，但大于 40kD 的 mRNA、蛋白和大分子复合物则需要依赖核质转运受体介导的主动运输过程进行跨核膜转运。核输出蛋白 1（exportin 1，XPO1）是最重要的出核转运受体之一，负责超过 240 种蛋白的出核转运，其中包括了多种抑癌基因蛋白（如 p53 等）、生长调节蛋白以及抗凋亡蛋白。在特定的肿瘤细胞中，XPO1 过量表达，并导致多种功能蛋白发生定位异常及功能紊乱，从而抑制肿瘤细胞的凋亡进程，促进肿瘤的发生发展。

Selinexor 是小分子化合物，利用分子建模和 XPO1 的已知 X- 线结构开发得到，是一种首创的口服强效选择性核输出抑制剂。Selinexor 在体外和体内诱导大量实体瘤和血液肿瘤细胞的凋亡，但正常细胞不受影响。

Selinexor 可口服吸收，在晚期血液肿瘤患者中，剂量与暴露水平成正比，在较大的剂量范围内不同患者之间存在中等至较高的变异性。Selinexor 的清除（终末）半衰期为 6 ～ 8 小时。

Selinexor 的服用方式与所有口服靶向药物类似，建议固定时间服用，如固定在上午 10：00 服用，温水整片吞服，请勿破碎、咀嚼、压碎或分割药片。如果发生漏服，不建议补服。如果服药 1 小时内发生呕吐，则需补服该剂量，如果给药后 1 小时以上发生呕吐，不需要补服。

与口服靶向药物一致，服用中可能发生的不良反应有恶心、呕吐、腹泻等（详细的处理参考不良反应章），建议服用前常规应用镇吐药物预防呕吐的发生，腹泻在发生后对症处理即可。剂量的调整需要专业医师的意见。

（四）维奈克拉

维奈克拉（Venetoclax）是选择性的、口服吸收的 BCL-2（一种抗凋亡蛋白）小分子抑制剂。维奈克拉通过直接与 BCL-2 蛋白结合，取代促凋亡蛋白（如 BIM）与 BCL-2 蛋白的结合，引发线粒体外膜通透性增加和半胱天冬蛋白酶的活化，帮助恢复凋亡过程。非临床研究显示，维奈克拉对过度表达 BCL-2 的肿瘤细胞有细胞毒活性。

维奈克拉口服吸收比例超过 65%，终末半衰期约为 23 小时，在体内主要经过细胞色素 P450 3A4（CYP3A4）代谢，主要代谢产物为 M27。维奈克拉达最大血药浓度时间为用药后 5 ~ 8 小时，健康成人中单次口服维奈克拉 200mg，平均最大血浆浓度约为 1.41 μg/ml。健康受试者单次口服放射性标志 [^{14}C]- 维奈克拉 200mg 后，9 天内在粪便中回收 >99.9% 的剂量（原形药物为 20.8%），且 <0.1% 的剂量排泄至尿液。

维奈克拉与 CYP3A 抑制剂联合用药时，可以增加维奈克拉的暴露，当与弱的 CYP3A 诱导剂或抑制剂联合使用时，无须调整维奈克拉的剂量；应避免同中等及强 CYP3A 诱导剂联合使用。重度肝损伤的患者剂量降低 50%。轻度、中度和重度肾功能损害（肌酐清除率 ≥ 15ml/min）患者无须调整剂量。

服用维奈克拉前，最好全面地告知主管医师目前在服用的其他药物，以免药物之间的相互作用带来药物的暴露变化。

二、主要的全口服治疗方案

在临床实际工作中，经常遇见非常专业的患者和家属，甚至与医师探讨指南或者最新的诊疗进展，这是令人高兴的一件事。接下来介绍口服方案的治疗依据，相对专业，供感兴趣的读者参考。

（一）初诊患者的口服固定疗程和持续治疗方案

1. 来那度胺＋地塞米松（Rd） 持续性治疗方案改变化疗传统对细胞毒杀伤药物的依赖。在全球最大型的针对不适合移植多发性骨髓瘤的 FIRST Ⅲ 期临床试验中，对包括 1623 例不适合移植多发性骨髓瘤老年患者持续应用 Rd 方案至疾病进展或不能耐受（Rd）或 18 个疗程（Rd18）与 MPT 12 个疗程进行比较。结果显示，与 MPT 方案相比，持续 Rd 显著延长无进展生存期，中位随访 37 个月，Rd、Rd18 和 MPT 的无进展生存期分别为 25.5 个月、20.7 个月和 21.2 个月，并有较好的总生存获益，Rd、Rd18 和 MPT 的 4 年预计总生存率分别为 59.6%、55.7% 和 51.4%。持续 Rd 方案较 MPT 相比，具有较低的血液学毒性和神经系统不良反应，但有稍高的感染发生率（3 ～ 4 级感染发生率分别为 29% 与 17%）。

FIRST 研究的结果不仅为不适合移植患者提供了新的标准化治疗策略，并且也标志着以烷化剂为基础的固定疗程方案到不含烷化剂方案持续治疗的策略性转变。因此，以来那度胺为基础的方案被 2021 年 NCCN、2021 年 ESMO 及 2020 年中国指南推荐为不适合移植多发性骨髓瘤患者的首选方案之一。

2. 来那度胺 + 环磷酰胺 + 地塞米松（RCD）方案　提高缓解率和缓解深度。一项 Ⅱ 期临床试验旨在研究来那度胺、环磷酰胺和地塞米松联合作为可移植和不可移植多发性骨髓瘤的初始治疗（最多 12 个疗程）。入组了 53 例既往未经治疗的症状性多发性骨髓瘤患者。患者接受 4 个疗程治疗后，79% 的患者中观察到部分缓解或更好的缓解，包括 30% 非常好的部分缓解或更好的缓解。全组的中位无进展生存期为 28 个月，2 年总生存期为 87%。其中 14 例高危多发性骨髓瘤患者的无进展生存期和总生存期与标准风险患者相似。最常见的毒性为血液学毒性，近 60% 的患者至少发生一次 3 级或 4 级中性粒细胞减少。最常见的非血液学毒性为疲乏，毒性是可管理的，适合长期治疗。RCD 方案被 2021 年 NCCN、2020 年中国指南推荐为初诊多发性骨髓瘤患者的可选方案之一。

3. 伊沙佐米为基础方案

（1）伊沙佐米＋来那度胺＋地塞米松（IRD）方案：在一项Ⅰ／Ⅱ期临床试验中，库玛（Kumar）等人研究了针对新诊断多发性骨髓瘤患者采用 IRD 的全口服联合治疗方案。该试验的结果表明，该方案在研究人群中有良好的耐受性和药效。在 64 名可评估缓解情况的患者中，有 37 名（58%）达到非常好的部分缓解或以上。在 41 名（64%）患者中出现了与组合方案中任何药物相关的 3 级或以上不良事件。不良事件包括皮肤和皮下组织病变（17%）、中性粒细胞减少（12%），以及血小板减少（8%）；4 名（6%）患者发生 3 级或以上的药物相关周围神经病变。在该研究中，这种方案在老年患者（65 岁及以上）中的耐受性和疗效均与其在较年轻患者中的耐受性和疗效相似。基于以上Ⅱ期研究，NCCN 专家组将 IRD 方案作为所有新确诊多发性骨髓瘤患者的主要治疗方案，包括适合以及不适合进行移植的患者。

（2）伊沙佐米＋环磷酰胺＋地塞米松（ICD）方案：一项Ⅰ／Ⅱ期临床试验探讨了 ICD 作为新诊断多发性骨髓瘤患者（无论是否适合移植）的诱导治疗后使用伊沙佐米单药维持治疗的安全性、耐受性和疗效。诱导方案为伊沙佐米 4mg（d1、d8、d15），环磷酰胺 300mg/m^2 或 400mg/m^2（d1、d8、d15、d22），地塞米松 40mg（d1、d8、d15、d22），每 28 天为 1 疗程期，12 个疗程后使用伊沙佐米单药维持治疗，直到疾病进展或不可耐受毒性。研究共入组51 例患者，中位年龄 64.5 岁，其中 28 名患者接受了造血干细胞采集，并在中位 5 个疗程 ICD 治疗后进行了造血干细胞移植。在可评估的 48 名患者中治疗总缓解率 77%，35% 患者达到非常好的部分缓解或以上疗效；总人群的无进展生存期未达到，18 个月的无进展生存率为 81%；总人群的总生存期未达到，

18 个月的总生存率为 96%。88% 的患者出现了与组合方案中任何药物相关的 3 级或以上不良事件，最常见的大于 2 级或以上的不良事件包括淋巴细胞减少、白细胞减少、中性粒细胞减少、贫血；10% 患者出现 2 级周围神经病变，无 3 级周围神经病变发生。基于以上研究，NCCN 指南将 ICD 方案作为新诊断适合移植多发性骨髓瘤患者的治疗推荐。

（3）伊沙佐米 + 沙利度胺 + 地塞米松（ITD）方案：一项前瞻性多中心 II 期随机研究 HOVON-126/NMSG21.13 探讨了 ITD 方案作为不适合移植患者的诱导治疗后伊沙佐米单药维持治疗的疗效和安全性。研究共入组 120 例不适合移植患者，中位年龄 70 岁，诱导方案采用伊沙佐米 4mg（d1、d8、d15）联合沙利度胺 100mg（d1 ～ d28）以及地塞米松 40mg（d1、d8、d15、d22），28 天为 1 个疗程，共 9 个疗程后随机采用伊沙佐米维持或安慰剂维持。结果显示，虚弱组、中间组及健康组总体反应率分别是 75%、85%、88%，三组患者达到非常好的部分缓解及以上疗效分别占 73%、53%、36%，达到完全缓解及以上疗效分别占 9%、9%、16%。不良反应发生率较低，3 级以上外周神经炎发生率 3%，无 4 级以上不良事件。

4. 美法仑 + 泼尼松 + 沙利度胺（MPT）方案　直到 20 世纪 90 年代，口服 MP 方案都是多发性骨髓瘤的经典治疗方案。MP 方案的特点是口服方便，即使老年人也能很好耐受，部分缓解率 40% ～ 60%，无进展生存期约 18 个月，总体有效率 60% ～ 80%，总生存期约为 3 年。但该方案起效慢，对于病情发展快的患者不合适，且美法仑对干细胞有剂量蓄积性毒性作用，对于拟行自体干细胞移植患者不适用。

MPT 方案是《中国多发性骨髓瘤诊治指南（2020 年修订）》推荐不适合自体干细胞移植的初诊多发性骨髓瘤患者的标准方案之一。临床试验表明，

MPT 方案优于 MP 方案，可延缓疾病进展，甚至延长总生存期。IFM01-01 研究针对年龄 ≥ 75 岁的初诊多发性骨髓瘤患者进行研究，发现与 MP 方案相比，MPT 具有更高的完全缓解率（分别为 7% 与 1%，$P<0.001$），更长的无进展生存期（24.1 个月 vs 18.5 个月，$P=0.008$）及总生存期（44 个月 vs 29.1 个月，$P=0.028$）。

IFM99-06 研究对 65 ～ 75 岁初诊多发性骨髓瘤患者进行了一项前瞻性随机对照试验，显示 MPT 方案较 MP 方案反应率更高，完全缓解率分别为 13% 与 2%（$P=0.0008$），无进展生存期分别为 27.5 个月与 17.8 个月（$P<0.0001$）总生存期分别为 51.6 个月与 33.2 个月（$P=0.0006$）。

另一项纳入 1685 名患者的荟萃分析显示，与 MP 方案相比，MPT 方案能够显著改善患者的无进展生存期和总生存期，无进展生存期分别为 20.3 个月与 14.9 个月（$P<0.0001$），总生存期分别为 39.3 个月与 32.7 个月（$P=0.004$）。MPT 方案具有相对较高的 3 ～ 4 级血液学毒性和非血液学毒性发生率。其中 3 ～ 4 级血液学毒性发生率为 32%、29%，3 ～ 4 级非血液学毒性发生率为 40%、18%，其中包括深静脉血栓形成，3 ～ 4 级周围神经病变发生率为 6%、1%。

除此之外，包括上述研究在内的 6 个临床试验的荟萃分析也证实，MPT 方案相比 MP 方案可改善总生存期与无进展生存期，但同时可能带来相对较高的不良反应。

5. 美法仑＋泼尼松＋来那度胺（MPR）方案　MPR 也是《中国多发性骨髓瘤诊治指南（2020 年修订）》推荐不适合自体干细胞移植的初诊多发性骨髓瘤患者的标准方案之一。在一项Ⅲ期临床试验中，MPR 诱导后采用来那度胺维持（MPR-R）治疗，与 MPR 及 MP 方案进行对照研究，MPR-R 方案的中位无进展生存期显著较 MPR 及 MP 方案延长（分别为 31 个月、14 个月及 13 个月），总生存期方面各治疗组间无显著差异。其中在 65 ～ 75 年龄组患者中，MPR-R 方案无进展生存期获益明显。MPR-R 方案能够降低 66% 的进展发生率，该数据具有年龄相关性。尽管 MPR-R 方案相较于 MPR 及 MP 方案有稍高的 3 级以上中性粒细胞减少（分别为 67%、64%、29%）、第二肿瘤发生率（分别为 7%、3%、3%），但其获益仍是显著高于风险的。

另一项 Ⅲ 期临床试验，MPR-R 方案在无进展生存期及总生存期上较 MPT-T（美法仑、沙利度胺及泼尼松诱导后沙利度胺维持）方案无显著提高，MPT-T 方案外周神经病变发生率更高，而 MPR-R 方案骨髓抑制较显著。初治多发性骨髓瘤老年患者中，MPT-T 与 MPR-R 方案无进展生存期及总生存期无明显差异，但采用 MPR-R 方案患者的生活质量高于 MPT-T 方案患者。

6. 环磷酰胺 + 沙利度胺 + 地塞米松（CTD）方案　该方案提高有效率但生存改善有限。一项较大的 Ⅲ 期英国医学研究理事会骨髓瘤 Ⅸ 试验对比了 CTD 方案和 MP 方案的疗效和不良反应。该研究纳入 856 例不适合移植的新诊断骨髓瘤患者，随机接受 CTD（419 例）和 MP（418 例）治疗，患者中位年龄均为 73 岁，治疗中位疗程为 6 个疗程，结果显示，CTD 方案的总反应率约是 MP 方案的 2 倍，两个治疗组的无进展生存期及总生存期中位值相当。另外，CTD 组中，标位组患者比高危组总生存期明显好。与 MP 组患者相比，CTD 组患者感染、便秘、血栓、皮疹及周围神经病变发生率较高。基于以上发现，研究者认为 CTD 方案相比 MP 方案可提高多发性骨髓瘤老年患者的应答率而非生存率，其中标位组患者最可能受益于 CTD 方案。CTD 方案是《中国多发性骨髓瘤诊治指南（2020 年修订）》推荐初诊多发性骨髓瘤患者的标准方案之一。

三、维持治疗的口服方案

（一）来那度胺的维持治疗

来那度胺 10mg（5 ～ 15mg）维持治疗是 2021 年 NCCN、2021 年 ESMO 及 2020 年中国的指南中移植和非移植患者的一类推荐。Myeloma XI 试验探索了来那度胺在移植或不移植后维持治疗的意义。相对于不维持组，来那度胺维持组降低了 54% 的疾病进展率（中位无进展生存期分别为 39 个月和 20 个月），且对所有遗传学亚组，无进展生存期均有延长。单独分析无法进行移植患者组，来那度胺维持组与非维持组的无进展生存期分别为 26 个月和 11 个月。因此，来那度胺维持治疗对于不能耐受移植患者，也具有生存获益。

（二）伊沙佐米的维持治疗

来自欧洲、中东、非洲、亚洲和北美、南美洲的 30 个国家的 167 家研究中心和医院开展了伊沙佐米维持治疗的 III 期双盲安慰剂对照研究 TOURMALINE-MM3。2014 年 7 月 31 日～ 2016 年 3 月 14 日，该研究共计纳入 656 例患者，经随机化分配至伊沙佐米维持组（395 例）或安慰剂组（261 例）。在中位随访 31 个月后，伊沙佐米治疗组的疾病进展和死亡风险与安慰剂组相比下降了 28%（中位无进展生存期 26.5 个月与 21.3 个月；$HR=0.72$；$P=0.0023$）。截至统计分析，两组继发性肿瘤的发生率接近。伊沙佐米组 394 例患者中 108 例（27%）发生严重不良事件，安慰剂组 259 例中 51 例发生不良事件（20%）。基于该研究结果，2021 年 NCCN、ESMO 指南和 2020 年中国指南将伊沙佐米纳入移植后多发性骨髓瘤患者的 1 类推荐。

（三）沙利度胺的维持治疗

沙利度胺是《中国多发性骨髓瘤诊治指南（2020 年修订）》推荐的维持治疗药物，不推荐用于高危患者。荟萃分析纳入 18 项 Ⅲ 期随机对照临床研究，入组 7730 例患者。维持治疗方案中使用的免疫调节剂包括 12 项研究中的沙利度胺和 6 项研究中的来那度胺。两项研究入组了符合移植条件和不符合移植条件的患者。结果显示，沙利度胺维持治疗显著延长了无进展生存期，但未能改善总生存期。荟萃分析显示，使用沙利度胺会增加周围神经病变的风险。

四、复发 / 难治性患者的全口服药物方案

（一）伊沙佐米的联合方案

1. 伊沙佐米 + 来那度胺 + 地塞米松（IRD）方案　　一项随机双盲安慰剂对照的 Ⅲ 期研究 TOURMALINE MM1 将 722 名复发 / 难治性多发性骨髓瘤患者随机分配至采用 IRD 治疗组和仅采用来那度胺 + 地塞米松治疗组（对照组）中。IRD 治疗组的无进展生存期出现明显改善。近 15 个月中位随访后，与对照组（HR=0.74；P=0.01）相比，IRD 治疗组的无进展生存期有 35% 的改善。IRD 治疗组的中位无进展生存期为 20.6 个月，对照组为 14.7 个月。IRD 治疗组与对照组相比，客观缓解率（78% vs 72%，P = 0.035）和完全缓解（11.7% vs 6.6%，P = 0.019）均有所改善。研究中接受伊沙佐米治疗的高危细胞遗传学患者与整个研究人群的中位无进展生存期相似。在 IRD 治疗组和对照组，分别有 74% 和 69% 的患者报告出现 3 级及以上不良事件。这些不良事件包括贫血、血小板减少和中性粒细胞减少。与对照组相比，IRD 治疗组的外周神经病变率

略高。基于此研究结果，2021 NCCN 指南、ESMO 指南和 2020 中国指南已将 IRD 方案纳入经治多发性骨髓瘤的 1 类推荐。

2. 伊沙佐米 + 泊马度胺 + 地塞米松（IPD）方案　Ⅰ/Ⅱ 期研究 Alliance A061202（*n*=22）分析了伊沙佐米、泊马度胺与地塞米松三药联用时的安全性与最佳剂量，并观察泊马度胺和地塞米松添加或不添加伊沙佐米治疗复发 / 难治性多发性骨髓瘤的疗效。

Ⅰ 期研究为 IPD 方案单臂研究，共入组 24 例复发 / 难治性多发性骨髓瘤受试者，20.8% 患者为来那度胺与蛋白酶体抑制剂联合治疗后发生耐药，79.2% 患者为先后按顺序使用了来那度胺与蛋白酶体抑制剂后发生的耐药（注：不区分来那度胺与蛋白酶体抑制剂使用的先后顺序）。62.5% 患者具有高危细胞遗传学特点。Ⅰ 期研究结果显示，IPD 方案对于蛋白酶体抑制剂及来那度胺耐药的复发 / 难治性多发性骨髓瘤患者的客观缓解率为 45.8%。20% 患者经历了 3 级和 4 级中性粒细胞减少、淋巴细胞减少和白细胞计数下降。周围神经病变、皮疹、腹泻和其他不良反应则限制在 1 级和 2 级。

通过 Ⅰ 期研究最终确定 Ⅱ 期研究的治疗方案：泊马度胺 4mg d1~d21，地塞米松 40mg（年龄大于 75 岁减量为 20mg）d1，d8，d15，d22，联合或不联合伊沙佐米 4mg d1，d8，d15，每 28 天为 1 疗程。治疗直到疾病进展或出现不可耐受的毒性及受试者要求停止治疗。在 Ⅱ 期研究中，IPD 方案对于可评估的 29 例受试者的总有效率为 51.7%，中位缓解持续时间为 16.8 个月，中位无进展生存期为 4.4 个月，中位总生存期为 34.3 个月。

考虑到良好的初步缓解率，尤其是针对来那度胺和蛋白酶体抑制剂耐药的患者，NCCN 专家组已将伊沙佐米联合泊马度胺及地塞米松纳入接受过至少 2 种治疗（包括免疫调节剂和蛋白酶体抑制剂）且在最后一次治疗中或结束后

60 天内表现出疾病进展的复发 / 难治性多发性骨髓瘤患者的治疗选择。

（二）来那度胺 + 环磷酰胺 + 地塞米松（RCD）方案

2021 年 NCCN 指南、《中国多发性骨髓瘤诊治指南（2020 年修订）》推荐 RCD 方案作为复发 / 难治性多发性骨髓瘤的可选方案。一项在意大利 16 家中心招募患者的随机、开放标签Ⅲ期随机研究，将首次复发的 155 例多发性骨髓瘤患者随机分配接受 9 个疗程的硼替佐米 + 环磷酰胺 + 地塞米松（VCD）或 RCD 治疗。研究结果显示，在第 9 个疗程后 6 周，VCD 组 12 例患者（15%）和 RCD 组 14 例患者（18%）达到非常好的部分缓解或更好的缓解。VCD 组的中位无进展生存期为 13.3 个月，RCD 组为 18.6 个月，两年总生存率分别为 75% 和 74%。VCD 组 6 例（8%）和 RCD 组 9 例（11%）患者中观察到 3 ～ 4 级血液学毒性，VCD 组 10 例（13%）和 RCD 组 4 例（5%）患者中观察到 3 ～ 4 级非血液学毒性。VCD 组 12 例（16%）和 RCD 组 4 例（5%）患者发生周围神经病变；VCD 组 4 例（5%）和 RCD 组 17 例（22%）患者报告中性粒细胞减少症。

（三）泊马度胺 + 环磷酰胺 + 地塞米松（PCD）方案

Rachid C Baz 开展了一项Ⅰ / Ⅱ期研究。Ⅰ期剂量递增研究确定了 PCD 中环磷酰胺的剂量，每周 400mg，每月使用 3 周。Ⅱ期研究比较了 PCD 与 PD 中来那度胺治疗难治性多发性骨髓瘤患者的疗效。PD 组和 PCD 组的 ORR 分别为 38.9%（95%CI 23 ～ 54.8%）和 64.7%（95%CI 48.6% ～ 80.8%）。两组的中位无进展生存期分别为 4.4 个月（95%CI 2.3 ～ 5.7）和 9.5 个月（95%CI 4.6 ～ 14）。最常见的 3 ～ 4 级不良事件是骨髓抑制。PCD 方案被 2021 年

NCCN 指南纳入难治复发患者可选方案。2021 年 ESMO 指南推荐用于二线及以上复发的患者。

（四）泊马度胺 + 地塞米松（Pd）方案

一项多中心、开放标签、随机 II 期研究（MM-002）评估了泊马度胺联合 / 不联合低剂量地塞米松治疗复发 / 难治性多发性骨髓瘤患者的有效性和安全性。既往接受过 2 次治疗（包括来那度胺和硼替佐米）且在最后一次治疗后 60 天内进展的患者随机接受泊马度胺 4mg/d、第 1 ～ 21 天、每 28 天为 1 疗程和地塞米松每周 40mg。共纳入 221 例复发 / 难治性多发性骨髓瘤患者（既往中位治疗线数为五线，一般一至十三线）。中位随访时间为 14.2 个月，中位无进展生存期为 Pd 方案组 4.2 个月和泊马度胺组 2.7 个月（HR=0.68，P=0.003），总缓解率分别为 33% 和 18%（P=0.013），中位缓解时间分别为 8.3 个月和 10.7 个月，中位总生存期分别为 16.5 个月和 13.6 个月。对来那度胺难治或对来那度胺和硼替佐米均难治不影响泊马度胺预后（两组的中位无进展生存期均为 3.8 个月；客观缓解率为 30% 和 31%；中位总生存期 16 个月和 13.4 个月），41% 患者发生 3 ～ 4 级中性粒细胞减少；未见 3 ～ 4 级周围神经病变报告。Pd 方案有效且耐受性良好，2021 年 NCCN 指南推荐为既往接受过多次治疗的复发 / 难治性多发性骨髓瘤患者的治疗选择。

（五）来那度胺 + 地塞米松（RD/Rd）方案

RD 方案在《中国多发性骨髓瘤诊治指南（2020 年修订）》里作为复发 / 难治性多发性骨髓瘤患者的治疗选择之一。

分别在北美和欧洲各自开展的两项国际多中心、双盲、安慰剂对照研究

（MM-009 和 MM-010），以既往接受过至少一种抗骨髓瘤治疗的多发性骨髓瘤患者为研究对象，对来那度胺 + 口服脉冲高剂量地塞米松治疗与地塞米松单一治疗（对照组）进行比较。在这两个研究中，治疗均持续进行至出现疾病进展。在 MM-009 研究中，RD 方案组的中位总生存期是 39.4 个月（95%CI 32.9 ～ 47.4），而对照组的中位总生存期是 31.6 个月（95%CI 24.1 ～ 40.9）。在 MM-010 研究中，RD 方案组的中位总生存期是 37.5 个月（95%CI 29.9 ～ 46.6），而对照组的中位总生存期是 30.8 个月（95%CI 23.5 ～ 40.3）。

另一项在中国开展的多中心、单组、开放性 II 期临床研究（MM-021）旨在评价来那度胺联合低剂量地塞米松（Rd 方案）对中国复发 / 难治性多发性骨髓瘤患者的有效性和安全性。研究入组了 199 例患者，评估并认可的 187 例患者中 7 例（3.7%）患者达到完全缓解，82 例（43.9%）患者达到部分缓解。

（六）Selinexor+ 地塞米松（SD）方案

Selinexor 与地塞米松联合用药已获得美国食品药品监督管理局批准，用于治疗既往接受过至少 4 种治疗且其所患疾病对至少 2 种蛋白酶体抑制剂、至少 2 种免疫调节剂和 CD38 单克隆抗体耐药的复发 / 难治性多发性骨髓瘤成年患者。

给药途径和给药方法：每次口服 Selinexor 80mg，地塞米松 20mg，每周第 1 天和第 3 天给药，每周 2 次的时间相对固定，每 4 周为 1 疗程。德琪医药 ATG-010 复发 / 难治性多发性骨髓瘤临床研究申请已于 2018 年 11 月获得国家药品监督管理局受理，2019 年 1 月临床试验申请获得批准。

（七）Selinexor+ 泊马度胺 + 地塞米松（SPD）方案

STOMP 研究中纳入 65 例既往接受 ≥ 二线治疗的复发 / 难治性多发性骨髓瘤患者，接受 Selinexor（60mg、80mg、100mg qw 口服）+ 泊马度胺（2mg/d、3mg/d、4mg/d d1 ~ d21 口服）+ 地塞米松（40mg qw 口服）逐步剂量递增，每 28 天为 1 疗程。受试者中位年龄 64 岁，既往中位治疗线数三线，100% 暴露过来那度胺，29.2% 对泊马度胺难治，有 47 例接受过移植。研究确认 RP2D 为 Selinexor（60mg qw）+ 泊马度胺（4mg qw d1 ~ d21）+ 地塞米松（40mg qw），每 28 天为 1 疗程。最常见 3/4 级不良事件包括中性粒细胞减少（54%）、贫血（33.3%）、血小板减少（31.7%）、白细胞减少（12.7%）和疲劳（14%）。共 60 例受试者评估疗效客观缓解率达 50%，而 RP2D 剂量组客观缓解率可提高至 60%，中位无进展生存期为 12.2 个月。2021 年 NCCN 指南将 SPD 方案作为二线以上复发 / 难治性多发性骨髓瘤治疗推荐。

（八）维奈克拉（Venetoclax）单药方案

一项 I 期临床试验中，复发 / 难治性多发性骨髓瘤接受维奈克拉单药治疗，剂量递增队列每日给予维奈克拉 300mg、600mg、900mg、1200mg；安全拓展队列每日给予维奈克拉 1200mg，治疗期间出现疾病进展可加入地塞米松。共入组 66 例患者（30 例剂量递增队列、36 例安全扩展队列），中位年龄 63 岁，患者既往接受了中位 5 次治疗，61% 患者对硼替佐米及来那度胺耐药，46% 患者 t（11;14）阳性。总患者群体缓解率为 21%，其中 t（11;14）阳性患者缓解率 40%，并且 27% 患者达到了非常好的疗效，t（11;14）阴性患者缓解率 6%，提示维奈克拉对 t（11;14）阳性患者有更好的治疗疗效。68% 的患者出现了药物相关的 3 级或以上不良事件，最常见不良事件包括恶心（47%）、呕吐（21%）、腹泻（36%）等胃肠道症状；血小板减少（32%）、中性粒细胞减少（27%）、贫血（23%）、白细胞减少（23%）等血液学症状。

2021 年 NCCN 和 ESMO 指南将维奈克拉联合地塞米松作为 t（11;14）阳性复发 / 难治性多发性骨髓瘤治疗推荐。

第五章

不良反应分级与处理

不论是居家治疗还是住院治疗，患者和家属最大的疑问就是医师给我选择的这个方案疗效怎么样，会有哪些不良反应。关于疗效的问题的确因人而异，但医师一定会根据患者的具体情况多方权衡利弊，选择最合适的治疗方案。以下的这些不良反应在治疗中可能会遇到，也可能遇不到，这里介绍的目的是让大家能够做到通过了解减少恐惧，通过预防减少不良反应的发生，以及知晓何为Ⅰ～Ⅱ级不良反应（一般只需要增加观察的频率，密切关注），何为Ⅲ～Ⅳ级不良反应（需要尽快对症处理，以及跟医护人员保持密切沟通）。

第一节 | 血液学毒性

血液学毒性是血液科患者治疗中最为常见的不良反应。Ⅰ～Ⅱ级血液学毒性可以暂时观察，Ⅲ～Ⅳ级需要医护人员做专业处理，切不可自行忍耐或自行处理（表5-1）。

表 5-1　血液学毒性分级

指标	0 级	Ⅰ 级	Ⅱ 级	Ⅲ 级	Ⅳ 级
WBC $(\times 10^9/L)$	≥ 4.0	3.0 ～ 3.9	2.0 ～ 2.9	1.0 ～ 1.9	<1.0
NEUT $(\times 10^9/L)$	≥ 2.0	1.5 ～ 1.9	1.0 ～ 1.4	0.5 ～ 0.9	<0.5
Hb (g/L)	≥ 110	95 ～ 109	80 ～ 94	65 ～ 79	<65
PLT $(\times 10^9/L)$	≥ 100	75 ～ 99	50 ～ 74	25 ～ 49	<25

出现Ⅰ～Ⅱ级化疗相关的白细胞、中性粒细胞、血小板减少，可暂观察，增加检查频率（1 周 2 ～ 3 次）观察趋势，若维持稳定，可暂不特殊治疗。

出现Ⅲ～Ⅳ级白细胞、中性粒细胞减少，应用粒细胞集落刺激因子（G-CSF）及粒细胞 - 巨噬细胞集落刺激因子（GM-CSF）可以缩短粒细胞缺乏期，减少感染发生概率，若持续重度低下（中性粒细胞 $<0.5 \times 10^9/L$），可暂停目前使用的药物，如来那度胺、伊沙佐米、硼替佐米等至血常规恢复。

出现Ⅲ～Ⅳ级血小板减少，可予止血、预防出血、血小板生成素（TPO）辅助治疗，血小板 $<20 \times 10^9/L$ 或有出血倾向可申请血小板输注；化疗中的患者若出现Ⅳ级血小板减少，需暂停目前使用的药物至血常规恢复。

住院期间的患者若出现以上不良反应，主管医师能够及时处理；而居家治疗的患者需要按照主管医师的医嘱定期监测血常规，这一点非常重要，不能因为自身感受不错，就随意更改检测血常规的频率，若发生Ⅲ～Ⅳ及的血液学毒性，需及时至医院就诊。

第二节 ｜ 周围神经病变

　　周围神经病变可以是多发性骨髓瘤本身疾病的表现之一，特别是合并淀粉样变性的患者；周围神经病变也可以是药物的不良反应，如使用了蛋白酶体抑制剂（硼替佐米、伊沙佐米等）、免疫调节剂（来那度胺、沙利度胺等），周围神经病变是这两类药物最为常见的不良反应之一，严重的周围神经病变会影响患者的生活质量甚至用药情况。除此之外，还需注意有无其他伴随疾病，如糖尿病。

一、症状

　　若患者出现以下一些主诉或症状，需考虑出现周围神经病变，同时需鉴别是本身疾病的伴随症状还是药物所致的不良反应。

　　1. 感觉神经病变　　四肢末端感觉异常、麻木、烧灼感等，如感觉手和脚像戴了手套、袜套，走路感觉不真实，像走在棉花上，或者手和脚有灼烧或者针刺的感觉。这类症状通常较温和，但少数情况下可致残。神经根受压时可表现为不同程度的根性疼痛。

　　2. 运动神经病变　　多发性骨髓瘤治疗药物较少单纯引起运动障碍。运动神经受累往往发生于已有重度周围感觉神经病变的情况下，可表现为肌肉痉挛、震颤或远端肌肉无力。

3.自主神经病变 体温调节和出汗异常；消化系统症状，如便秘、肠梗阻等；泌尿生殖系统症状，如排尿障碍、尿潴留等；心血管系统症状，如直立性低血压、晕厥等。

二、分级

美国国立癌症研究所常见不良事件标准（4.0版本）给出了周围神经病变最新分级标准（表5-2）。

表5-2 周围神经病变分级

症状	分级				
	1级	2级	3级	4级	5级
感觉神经病变	无症状，深腱反射丧失或感觉异常	中度症状，工具性日常生活活动受限	症状严重，日常生活自理受限	危及生命，需紧急处理	死亡
运动神经病变	无症状，仅临床或诊断观测，不干预	中度症状，工具性日常生活活动受限	症状严重，日常生活自理受限，需辅助设备	危及生命，需紧急处理	死亡
神经痛	轻度痛	中度痛，工具性日常生活活动受限	严重痛，日常生活自理受限		

注：工具性日常生活活动指需要通过工具做的高级活动，如做饭、买东西、打电话、理财等；而日常生活自理指不需要借助工具完成的自理性活动，如洗澡、穿衣和脱衣、自己吃饭、如厕、服药且无须卧床等。

三、诊断

通过神经系统专科检查方法，对肢体的痛觉、温度觉、触觉、振动觉和踝反射的病变情况进行筛查；神经传导速度（NCV）检查，包括运动神经传导速度（MCV）和感觉神经传导速度（SCV）测定。对于初筛后高度怀疑周围神经病变的患者，建议评估有无髓鞘粗纤维神经传导电信号的能力，通常检测正中神经、尺神经、腓总神经、胫神经及腓肠神经等。若 NCV 有 1 项或 1 项以上异常则为阳性。其他评估方法包括神经功能评分法及定量感觉检查等，亦可帮助判断。所以当患者有手足麻木的症状时，主管医师可能会给患者做这些检查或者邀请神经内科医师一起会诊。判断周围神经病变发生的原因和具体的级别，才能准确地对症处理，因为对于疾病引起的周围神经病变和药物引起的周围神经病变的处理方式不一样，通过科学的检测才能准确判断，最终给出精准的治疗方案。

四、处理

处理周围神经病变最重要的原则是：防重于治，越早干预，恢复越好。因为周围神经病变一旦发生，虽然有一些症状可以消失，但过程比较长，另外还可造成一些不可逆损伤。对于周围神经病变的任何症状，切记万万不可忍耐，如果发生前面所述的任何不舒服，如手足麻木或手指有针刺感，一定要尽早跟主管医师沟通。

一般在化疗前，主管医师会对患者的基础状态进行评估，用以判断是否合并基础疾病（如糖尿病或骨髓瘤）本身导致的周围神经病变，同时记录基线周围神经病变水平，用于判断后续治疗中可能导致周围神经病变的潜在药物影响。硼替佐米所致周围神经病变可根据表 5-3 进行剂量调整。

表 5-3　硼替佐米所致周围神经病变剂量调整

体征及严重程度	用法用量调整
1 级（无症状，感觉异常或深肌腱反射丧失），不伴疼痛或者功能丧失	不改变
1 级伴有疼痛或 2 级（中度症状，工具性日常活动受限）	剂量改为 $1.0mg/m^2$ 或将剂量改为 $1.3mg/m^2$，每周 1 次
2 级伴有疼痛或 3 级（中度症状，自理性日常活动受限）	暂停治疗，直至毒性症状缓解后恢复治疗，剂量为 $0.7mg/m^2$，每周 1 次
4 级（导致危及生命，出现需要紧急干预的指征）	停止用药

　　第二代口服蛋白酶体抑制剂伊沙佐米的周围神经病变发生率明显低于硼替佐米，但仍有将近 27% 的发生率，调整方式类似：对于 1 级伴疼痛或 2 级周围神经病变，暂停伊沙佐米，直到恢复到 ≤ 1 级且不伴疼痛的周围神经病变，以最近一次剂量恢复伊沙佐米；2 级周围神经病变伴疼痛或 3 级周围神经病变时，应暂停，恢复之后以较低剂量服用伊沙佐米；如果出现 4 级周围神经病变，应停止治疗方案。卡非佐米与硼替佐米相比，周围神经病变发生率明显降低，根据 ENDEAVOR 研究报道，卡非佐米联合地塞米松治疗 1～2 级周围神经病变发生率为 17%，3 级周围神经病变发生率 2%，没有患者因此停药。

　　使用沙利度胺或来那度胺的患者出现 2 级周围神经病变时需减少药物剂量 50%，出现 3 级及以上周围神经病变时需停止用药，改善到 1 级时可恢复给药。

根据文献报道，来那度胺导致周围神经病变的发生率相对较低，3～4级周围神经病变发生率一般为1%。维持治疗阶段时，患者达到平台期，建议沙利度胺减少为50mg/d，低剂量使用期限为6～12个月。

以上周围神经病变的评级及相应的减量方式需要专业医师评估，不建议患者自行评估和更改治疗剂量，发生相关症状及时与主管医师保持沟通。

五、治疗

多发性骨髓瘤导致周围神经病变的治疗关键在于对原发病的控制。药物所致的周围神经病变，一旦患者出现以上症状，需及时告知主管医师，必要时与神经内科医师一起多学科联合治疗，早期治疗可避免发展为3～4级周围神经病变。及时使用神经保护剂能够尽可能修复神经病理变化，减轻周围神经病变损伤程度。可选药物包括B族维生素（维生素B_1、维生素B_6、维生素B_{12}、甲钴胺、腺苷钴胺）、叶酸等神经营养剂，神经生长因子、神经节苷脂等促进神经修复药物及谷胱甘肽抗氧化剂（α-硫辛酸）等。对于神经痛的处理，在神经保护药物治疗的基础上，建议采用以下顺序治疗：一线用药，抗惊厥药卡马西平或普瑞巴林，三环类抗抑郁药物如阿米替林或丙米嗪等；二线用药，盐酸曲马多或阿片类镇痛药物，对于急性重度疼痛者也可作为一线用药；三线用药，抗癫痫药或氯胺酮，特殊情况下也可作为二线用药。对于周围神经病变神经痛的治疗除使用神经保护药物外，还会使用到一些抗惊厥或者抗抑郁药物，这些药物对于神经痛有一定的作用，所以如果患者发生到需要应用此类药物的时候也不用吃惊，舒缓心态，积极配合医师即可。

由于药物治疗相关周围神经病变目前尚无特异性的治疗药物，预防仍是最有效的措施，调整药物剂量、给药时间及给药方式，是目前降低药物治疗相关周围神经病变的发生率及严重程度的最好方法。

第三节 | 感　染

多发性骨髓瘤会导致患者免疫功能下降，治疗相关因素如化疗相关粒细胞减少，长期使用大剂量糖皮质激素治疗；以及伊沙佐米、硼替佐米等药物使用，也会导致感染危险性增加。这种危险性在治疗前 3 个月很高，经过有效治疗后逐渐降低。常见的感染部位为肺部、胃肠道、泌尿系统、皮肤，患者在治疗前或治疗过程中均可能出现，表现为发热、咳嗽、胸闷、气促、腹泻等，影像学检查或感染指标检测可以帮助判断感染的类型。细菌感染比较常见，尤在治疗开始前或治疗刚开始时发生；肺部感染发生率最高，既往有肺部基础疾病的患者更易发生；反复发生感染的患者可预防性接种流感疫苗、肺炎疫苗等；肠道感染也常出现，通常伴随腹泻、腹痛，若腹泻迁延不愈，易发生休克，危及生命。若口服抗感染药物不能控制，或者患者发热伴胸闷、活动后气促，伴脉氧下降，需及时至医院住院治疗；若腹泻伴发热，出现血压下降，考虑合并休克，亦需及时住院治疗。若使用 CD38 单克隆抗体等治疗，还需注意预防机会性感染，如真菌、病毒感染的发生。

多发性骨髓瘤开始治疗的前 3 个月，患者和家属要注意减少外界可能致病菌带来的感染，如保持饮食干净卫生，尽量食用医院提供的健康餐或者家中烹饪的新鲜饭菜，忌生冷食物；同时勤洗手，注意个人卫生，出入公共场所佩戴好口罩，一次性口罩不可反复使用；居家治疗过程中需要保持居住环境的空气流动与清洁，每日定时开窗通风，空调需要定时清洗。

多发性骨髓瘤患者比较特异的一种病毒感染为带状疱疹，就是民间常说的"蛇缠腰"。使用硼替佐米或伊沙佐米的患者发生率增加，有报道发生率甚至高达18%。带状疱疹早期表现为皮肤红斑伴有痒感，数小时之后红斑上出现水疱，局限在身体一侧皮肤，可以发生在躯干、四肢，甚至面部，通常伴有疼痛，部分患者遗留疱疹后神经痛，严重的疼痛可导致睡眠障碍、食欲减退、注意力下降、合并焦虑和抑郁。遗留疱疹后神经痛缓解起来较慢，因此预防带状疱疹的发生比治疗更重要。使用蛋白酶体抑制剂或进行造血干细胞移植的患者予常规的预防病毒治疗，如口服阿昔洛韦、伐昔洛韦预防带状疱疹发生，停止化疗后抗病毒治疗可继续使用至少6周。VISTA Ⅲ期试验证实，未进行预防治疗与进行预防治疗相比，带状疱疹发生率明显增多（17% vs 3%）。

对于已经发生带状疱疹的患者，可先暂停目前的化疗，静脉无环鸟苷抗病毒治疗，同时加强皮肤创面护理，外用抗病毒软膏，避免继发细菌感染。此时患者宜食用易消化清淡食物，营养搭配合理；同时重视疼痛的治疗，除服用镇痛药物外，糖皮质激素早期使用可抑制炎症过程和减轻脊根神经节的炎症后纤维化，减少神经痛发生。

第四节 | 深静脉血栓形成

多发性骨髓瘤患者血栓栓塞事件发生率明显高于其他实体肿瘤，且影响患者预后及远期生存率。深静脉血栓形成（DVT）发生时可出现局部两侧肢体不对称肿胀，伴压痛，但部分下肢深静脉血栓形成早期起病比较隐匿，症状不明显，很容易漏诊，若得不到及时治疗，至少有 1/3 的患者发展为深静脉血栓形成后综合征，表现为患肢肿胀、浅静脉曲张、湿疹、色素沉着，严重时还可以出现反复下肢静脉性溃疡；若栓子脱落后可以引起致命性肺动脉栓塞。深静脉血栓形成也是预防更重于治疗。

多发性骨髓瘤患者血栓形成原因除疾病本身的合并症、骨髓瘤细胞因素外，相关治疗药物也是一个重要因素。多发性骨髓瘤疾病本身多伴凝血功能紊乱、高凝状态，而老年患者其年龄、肥胖、糖尿病、心脏疾病、活动障碍、既往栓塞病史、骨科手术、外周中心静脉导管（PICC）等都增加了血栓发生率。除此之外，多发性骨髓瘤的治疗药物如沙利度胺、来那度胺、地塞米松等也是深静脉血栓形成的易感因素，尤以沙利度胺及来那度胺引起血栓发生率最高，特别是联合糖皮质激素或细胞毒性药物时。

对于多发性骨髓瘤患者，特别是在初治诱导阶段建议进行血栓预防，但至今没有一个公认的预防指南。2007 年，Palumbo 等总结的 Palumbo 积分模型对多发性骨髓瘤患者进行血栓风险评估（表 5-4），并提出预防治疗建议，如果没有危险因素或者只有 1 个危险因素（除外治疗相关），每日 81 ～ 325mg 阿司匹林；如果有大于 2 个危险因素或者任何 1 个治疗相关危险因素，低分子量肝素（等价于依诺肝素 40mg 每日的剂量）或者华法林（INR 2 ～ 3）。而 2019 年更新的 NICE 指南，建议所有接受治疗的多发性骨髓瘤患者均需使用阿司匹林或者依诺肝素进行预防。

2019 年发表的另外 2 个骨髓瘤相关的积分模型包括 IMPEDE 积分模型和 SAVED 积分模型，但 SAVED 积分模型只适用于使用免疫调节剂的患者（表 5-5）。

表 5-4　多发性骨髓瘤血栓 Palumbo 积分模型

个体因素	骨髓瘤相关因素	骨髓瘤治疗相关因素
• 肥胖 • 既往深静脉血栓病史 • 中心静脉置管或起搏器 • 相关疾病：心血管疾病、慢性肾脏病、糖尿病、急性感染、制动 • 手术：外科手术、麻醉、创伤 • 使用促红细胞生生素 • 血凝异常	• 免疫球蛋白相关（高黏滞血症） • 免疫球蛋白无关	• 高剂量地塞米松 • 多柔比星 • 联合化疗

表 5-5　2019 年多发性骨髓瘤血栓积分系统

IMPEDE 积分	SAVED 积分
免疫调节剂　+4 BMI ≥ 25　+1 骨盆、臀部或股骨骨折　+4 促红细胞生成素　+1 高剂量地塞米松　+4 低剂量地塞米松　+2 多柔比星或联合化疗　+3 种族（亚洲）　-3 既往静脉血栓病史　+5 外周中心静脉置管　+5 预防使用阿司匹林或低分子量肝素　-4 治疗性使用华法林或低分子量肝素　-3 低危（≤ 3 分） 中危（4 ～ 7 分） 高危（≥ 8 分）	手术（90 天内）　+2 亚洲种族　-3 深静脉血栓病史　+3 高龄（≥ 80 岁）　+1 地塞米松使用 　　标准剂量（120 ～ 160mg）　+1 　　高剂量（>160mg）　+2 适用于使用免疫调节剂的多发性骨髓瘤患者 高危（≥ 2 分） 低危（≤ 1 分）

除阿司匹林、低分子量肝素等外，Xa 因子抑制剂如口服抗凝药物（达比加群、利伐沙班、阿哌沙班）在一些实体肿瘤相关的静脉血栓栓塞症（VTE）中的预防和治疗也进行了广泛研究。研究显示，口服抗凝药物预防 VTE 的疗效与低分子量肝素类似，亦没有增加出血风险。值得注意的是，血液系统肿瘤患者有更复杂的临床表现，包括出血、血小板减少、肾功能异常等，绝大部分抗凝、抗血小板药物在肾功能不全时需调整剂量，血小板计数低下时亦需谨慎使用，因此在使用预防血栓药物的时候需要综合考虑。

Despina Fotiou 等提出了多发性骨髓瘤预防 VTE 的建议，根据 IMPEDE 积分，没有风险（≤ 0 分），不需要抗凝治疗；低风险（1 ~ 3 分），阿司匹林 100mg 或口服抗凝药预防剂量，持续 4 ~ 6 个月；高风险（4 ~ 7 分），口服抗凝药物预防剂量 4 ~ 6 个月后，按低风险患者处理；非常高风险（≥ 8 分），口服抗凝药物治疗剂量。但对于不同患者，仍需综合考虑其血凝指标、出血情况、血小板计数以及肾功能，进行个体化治疗。

血管 B 超是最便捷及简单无创的检查方法。抗凝治疗是急性 VTE 的治疗基础，最常使用的为低分子量肝素、维生素 K 抑制剂等，但需监测凝血功能；利伐沙班等口服抗凝药物也越来越多应用于临床，可口服使用，起效迅速，使用过程中无须频繁监测凝血功能，且较少出现药物间的相互作用，安全性高。对于严重的大面积深静脉血栓形成或股青肿，可以请介入科协助治疗，单纯的抗凝治疗是不够的，溶栓治疗为另一个选择，需充分评估患者的适应证及禁忌证后进行。经皮机械性血栓切除术为治疗深静脉血栓形成的微创手术。

第五节 │ 胃肠道反应

胃肠道反应也是在多发性骨髓瘤治疗中常见的不良反应，表现为恶心、呕吐、腹泻、便秘，详细的分级见表5-6。

表5-6　胃肠道不良事件分级标准（美国国立癌症研究所常见不良事件标准4.0版）

不良事件	1级	2级	3级	4级	5级
腹泻	与基线相比，大便次数增加，每天 <4 次；造瘘口排出物轻度增加	与基线相比，大便次数增加，每天 4～6 次；造瘘口排出物中度增加	与基线相比，大便次数增加，每天 ≥7 次；大便失禁；需要院治疗；与基线相比，造瘘口排出物重度增加；影响个人日常生活活动	危及生命；需要紧急治疗	死亡
呕吐	24 小时内 1～2 发作（间隔 5 分钟）	24 小时内 3～5 发作（间隔 5 分钟）	24 小时内发作 ≥6 次（间隔 5 分钟），需要鼻饲、全肠外营养或住院治疗	危及生命；需要紧急治疗	死亡
恶心	食欲减退，不伴进食习惯改变	经口摄食减少不伴明显的体重下降，脱水或营养不良	经口摄入能量和水分不足；需要鼻饲、全肠外营养或者住院	—	—
便秘	偶然或间断性出现；偶尔需要使用粪便软化剂、轻泻药，饮食习惯调整或灌肠	持续症状，需要规律使用轻泻药或灌肠；影响工具性日常生活活动	需手工疏通的顽固性便秘；影响个人日常生活活动	危及生命；需要紧急治疗	死亡

胃肠道反应多为轻到中度，治疗原则是 1～2 级可以酌情调整饮食和口服药物对症处理，饮食护理内容参考第七章；3～4 级需要立刻联系主管医师处理。发生便秘的患者可食用高纤维饮食，多喝水，少喝咖啡，必要时使用通便药。曾发生过恶心、呕吐的患者，治疗前可预防性使用镇吐药物，轻中度恶心、呕吐可予镇吐药物治疗；轻度腹泻可以调整饮食控制、补充肠道菌群，动力性急性腹泻可给予纤维补充剂，在排除活动性感染后可适当使用止泻药，保证液体和电解质平衡；3～4 级胃肠道反应需暂停相关药物治疗，待其降至 1 级以下后再进行。

第六节 | 激素不良反应

多发性骨髓瘤治疗不可避免地需要使用糖皮质激素（如地塞米松），虽不是长期大量使用，但仍有些不良反应需要注意，特别是合并基础疾病的患者。

一、电解质紊乱

可引起水、盐、糖、蛋白质等代谢紊乱，表现为低血钾、高血压、高血糖等，特别是对于合并基础疾病的患者。治疗上可辅以降压、降糖药物，并给予低钠、低糖、高蛋白饮食及补钾等对症，并密切监测。

二、诱发或加重消化性溃疡

糖皮质激素除妨碍组织修复、延缓组织愈合外，还可使胃酸及胃蛋白酶分泌增多，减少胃黏液分泌，降低胃黏膜的抵抗力，诱发或加重胃、十二指肠溃疡出血，甚至造成消化道穿孔，特别是在既往有胃部病史的患者中。因此，治疗多发性骨髓瘤的过程中医师一般会常规使用质子泵抑制剂（PPI）、胃黏膜保护剂。

三、诱发或加重感染

大量糖皮质激素可使原来机体中的感染灶扩大或扩散，还可使原来静止的结核活动，因此在治疗前，医师会给予患者充分评估，用以决定是否进行预防性抗感染治疗。

四、神经系统症状

可发生激动失眠，个别案例中糖皮质激素可诱发精神疾病，有癫痫病史的患者使用糖皮质激素可能会诱发癫痫发作。轻度失眠症状可予药物调整，如艾司唑仑、酒石酸唑吡坦等，出现精神状态异常时可专科调整用药，有癫痫病史的患者需在神经科医师的指导下谨慎使用。

基于以上原因，建议患者服用糖皮质激素的时间放在每日早上固定时间，这样可以减轻神经系统的部分症状。

五、肾上腺皮质萎缩或功能不全

长期使用糖皮质激素，体内激素水平长期高于正常，产生负反馈，影响下丘脑和垂体前叶分泌促肾上腺素皮质激素，使内源性糖皮质激素分泌减少，或导致肾上腺皮质功能不全。因此在治疗方案选择中，医师会避免让患者长期大剂量使用糖皮质激素。

六、骨质疏松及椎体压迫性骨折

糖皮质激素可抑制成骨细胞活性，增加钙磷排泄，抑制肠内钙的吸收及增加骨细胞对甲状旁腺素的敏感性有关。补充钙剂、维生素 D 可预防骨质疏松及骨折的发生。

第七节 │ 皮肤病变

皮疹是多发性骨髓瘤治疗过程中较常出现的反应之一，主要发生在使用来那度胺、沙利度胺、伊沙佐米的患者，硼替佐米亦可发生皮疹，多数见于使用的首疗程。大多数皮疹为自限性，数天或几周内即可消退，皮疹好转后可继续使用原药物。若发生 2～3 级皮疹，应考虑暂停或停止用药，待恢复到 1 级以下再使用；若发生 4 级皮疹、血管性水肿、剥脱性或大疱性皮疹或可疑的史蒂文斯–约翰逊（Stevens-Johnson）综合征和中毒性表皮坏死溶解症，必须停止用药，并且在这些反应缓解后不得重新开始用药。

2～3 级皮疹可考虑使用抗组胺药物，如西替利嗪、氯来他定、苯海拉明等，可使用小剂量糖皮质激素并视病情逐渐减量，外用止痒药物或激素软膏；重型皮疹除第一时间停止使用相关药物外，要及时使用糖皮质激素，合理选用抗生素及加强局部护理和治疗，防止感染发生，并加强补液补充电解质等支持治疗。

皮疹一般发生在治疗早期，患者不必过于惊慌，主管医师会给患者相应的对症处理。患者和家属需要注意的是保持皮疹处卫生和干燥，穿棉质衣物，洗澡时不要搓皮肤，尽量清水洗澡，不要过多地使用沐浴乳等化学制剂。

第八节 | 疲　　乏

疲乏是治疗过程中常见反应之一。临床数据显示，使用硼替佐米疲乏发生率达 65%，但绝大多数为轻度，因疲乏停药的患者占 2%，多数发生在第 1、2 个疗程，绝大多数患者能够坚持治疗；TOURMALINE-MM1 研究数据显示，使用来那度胺的患者疲乏发生率为 28%，3 级发生率只有 3%，而使用伊沙佐米、来那度胺及地塞米松的患者疲乏发生率为 29%，3 级发生率只有 4%，极少患者因此停止治疗。

对于治疗过程中发生的疲乏，患者和家属需要有一定的预期，不论是疾病本身还是治疗药物，多少都会引起疲乏，属于正常现象。如果感受到疲乏，尽量多休息，减少体力劳动，一般在治疗半年后，疲乏感会逐渐减低。疲乏分级见表 5-7。

表 5-7　疲乏分级

1 级	2 级	3 级
休息后缓解	休息后不能缓解；影响工具性日常生活活动	休息后不能缓解

第九节 | PICC 的居家护理

PICC 指外周中心静脉导管，因其创伤小、并发症少、无生命危险、静脉穿刺成功率高、保护血管等优点而越来越广泛地应用于临床。PICC 可留置使用一年，大部分患者治疗间歇期是带管出院，这样就面临着关于 PICC 诸多的健康问题，因此要牢牢掌握出院后 PICC 居家护理要点。

一、居家护理要点

（一）居家自查

每天观察 PICC 穿刺点、贴膜固定有无异常。

（二）定期维护

PICC 在治疗间歇期每 7 天做一次导管维护，包括更换敷料、接头和冲洗导管。维护时请携带 PICC 维护手册（图 5-1）至静脉治疗换药门诊，以便换药者查看并登记维护信息。

二、自我防护要点

（一）居家活动

1.可进行一般日常活动，如刷牙、洗脸、做饭、开车、打太极、简单的家务劳动（拖地板除外）。

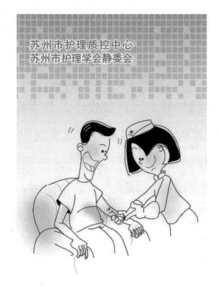

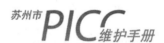

图 5-1　PICC 维护手册

2. 禁止置管侧手臂从事持重活动，如提大于 5kg 的重物、拄拐杖、抱小孩、举哑铃等。

3. 禁止置管手臂做甩臂、上举等类似运动，防止导管异位。

（二）防护要点

1. 洗澡　用保鲜膜在置管部位缠绕 2 ～ 3 圈作为"临时保护袖套"（图 5-2），以保证穿刺点和导管接头在"保护袖套"内，两端再用胶布固定，淋浴时置管侧手臂尽量不要被水淋湿。禁止盆浴、游泳。

2. 穿脱衣服　选择袖口宽松的衣服，先穿置管侧手臂，后脱置管侧手臂。

3. 睡觉　将丝袜或者头套（图 5-3）两端剪开，形成筒状，睡觉前套在 PICC 外面起到防护作用；置管侧肢体尽量避免受压，以免导致导管在高凝状态下堵塞。

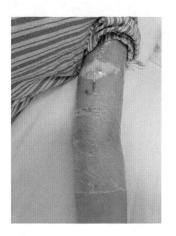
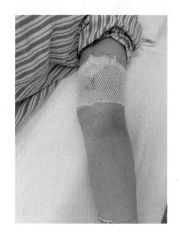

图 5-2　保鲜膜制作的"临时保护袖套"　　　图 5-3　头套外固定

三、PICC 并发症

出现以下 PICC 并发症需立即就医。

（一）机械性静脉炎

穿刺点或沿置管走向出现红、肿、热、痛，可触及条索状硬结，无分泌物（图 5-4）。

（二）堵管

常见血源性堵管和药物性堵管，表现为导管回血部分不畅，断断续续或完全不畅，抽不出回血（图 5-5）。

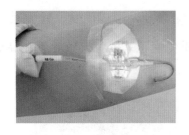

图 5-4　机械性静脉炎

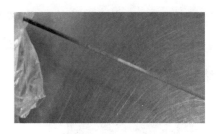

图 5-5　堵管

（三）感染

分导管穿刺部位局部感染（图 5-6），表现为导管穿刺点及周围出现红、肿、皮温升高、触痛，局部有硬结，伴或不伴有脓性分泌物，以及导管相关血流感染，表现为全身菌血症或毒血症症状，出现畏寒、寒战、发热、头晕等。特别是抵抗力低下的患者，更易发生感染，严重者出现败血症，危及患者生命。

（四）血栓

置管侧手臂肿胀，臂围高于对侧手臂，伴或不伴疼痛，但部分患者出现疼痛蔓延至置管侧腋下部位，皮肤颜色可呈现发红、青紫，血管彩超提示血栓形成（图 5-7）。

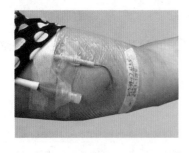

图 5-6　导管穿刺部位局部感染

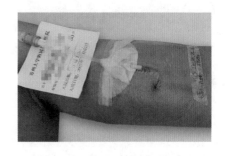

图 5-7　血栓性静脉炎

（五）出血

穿刺点出血沿管壁流出，纱布敷料、敷贴潮湿（图 5-8）。

（六）导管破裂或断裂

导管连接部分断裂分离（图 5-9）；导管破损，冲洗导管时有液体漏出（图 5-10）

（七）皮疹

对所贴的贴膜、胶布过敏，或者出汗多、敷贴内潮湿不透气，导致局部或片状皮疹（图 5-11）。

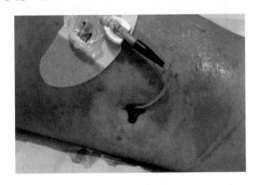

图 5-8　穿刺点出血

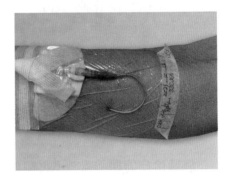

图 5-9　导管连接部分断裂

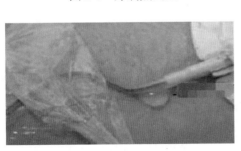

图 5-10　导管破损，漏液

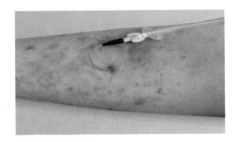

图 5-11　穿刺部位片状皮疹

（八）导管移位／异位

活动不当、敷贴松脱或换药者撕开贴膜方法不对造成导管部分脱出（图 5-12），导致导管尖端不在上腔静脉下 1/3 处（图 5-13）。

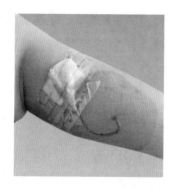
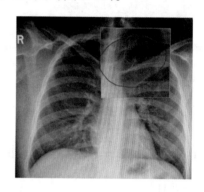

图 5-12　导管部分脱出　　　图 5-13　导管尖端未处于上腔静脉下 1/3 处

四、PICC 拔管

（一）拔管时机

静脉治疗周期结束，不再需要使用 PICC；PICC 出现严重并发症不能继续使用。

（二）注意事项

宜选择在白天拔管，住院期间由病房护士拔除；出院期间需先挂号去血液科门诊，让医师在门诊病历上开好拔管医嘱，再去静脉治疗门诊拔管。拔管后 24 小时内保持穿刺点敷料干燥，24 小时内不能洗澡，避免感染。

<table>
<tr><td>第六章</td><td>多发性骨髓瘤患者随访</td></tr>
</table>

一、诱导治疗阶段

大部分患者在住院期间并未完成诱导治疗的全部治疗，出院后需要继续口服药物（如地塞米松、来那度胺、伊沙佐米等），患者须严格遵循出院医嘱完成后续治疗。

一些化疗药物相关的常见不良反应患者需要了解，如硼替佐米引起周围神经病变，可口服甲钴胺加以预防，如出现麻木加重甚至伴有疼痛，及时就诊，并在下次住院时主动告知医师；多发性骨髓瘤患者由于疾病本身因素和治疗相关因素，感染的风险会增加，尤其病毒感染机会增加，患者须注意个人防护，饮食卫生，避免前往人多场所，预防性使用抗病毒药物，如阿昔洛韦或者伐昔洛韦，一旦出现感染及时就诊；服用伊沙佐米可能会出现呕吐或者腹泻，需提前服用镇吐药物，一旦出现腹泻可对症止泻，详细参见"不良反应"章，严重腹泻需要及时就诊。

患者需要每周监测2次血常规，如果出现白细胞减少，严重者可临时使用粒细胞集落刺激因子；血小板减少需要预防性使用止血药，严重减少需要输注血小板；严重贫血需要输注红细胞。血常规恢复正常后，每周监测 1 次。

因诱导化疗期间使用大剂量糖皮质激素，出院期间患者应密切监测血糖、血压，血糖、血压过高需咨询医师，进行临时对症处理。出院期间至少监测 1 次生化，如有异常及时处理。

按照医嘱按时返院进行下一阶段的诱导化疗。

移植等待期务必门诊复诊安排治疗。

二、移植或巩固治疗阶段

移植或巩固治疗结束后 1～3 个月内务必复诊进行全面检查。移植出舱后仍要每周查 2 次血常规直至恢复正常，如有异常，处理同诱导治疗阶段；每月至门诊复查 1 次。3 个月后每 3 个月至门诊复诊检查。疾病处于持续缓解状态，每半年门诊复诊一次。复诊时可选择的检查项目有血常规、肝肾功能、尿常规、尿 M 蛋白测定、β_2 微球蛋白、血清蛋白电泳、免疫固定电泳、血清游离轻链免疫球蛋白、外周血循环浆细胞、骨髓细胞形态学、微小残留病灶（MRD）、骨髓活检、影像学检查（全身低剂量 CT 和全身 DWI-MRI）。检查项目由主管医师根据患者就诊时的具体情况选择，也可以根据每次随访的结果调整下次随访时间。

三、维持治疗阶段

获得非常好的部分缓解及以上疗效的患者每 3 个月复查血常规、生化、血清蛋白电泳、免疫固定电泳、血清游离轻链免疫球蛋白、免疫功能检测；每 6 个月进行一次 MRD 检测，要求应用二代流式（图 6-1，图 6-2）和二代测序进行 MRD 检测（图 6-3）；每年 1 次影像学检查（全身 DWI），在移植后或者巩固治疗后第 9 个月进行第一次影像学检查。

结果（流式图）

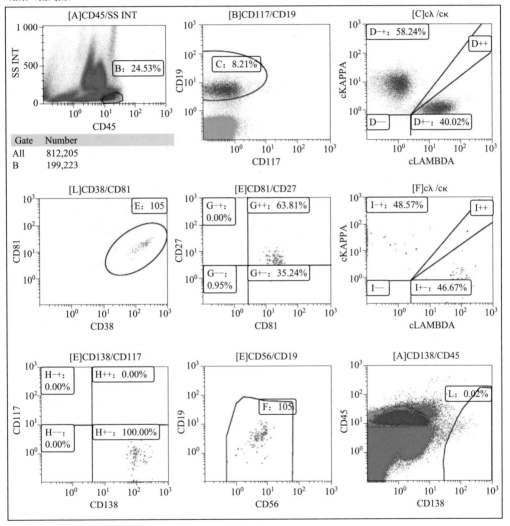

图 6-1　二代流式检测到 MRD 阳性

注：检测到 1.5×10^{-5} 的单克隆浆细胞。

结果（流式图）

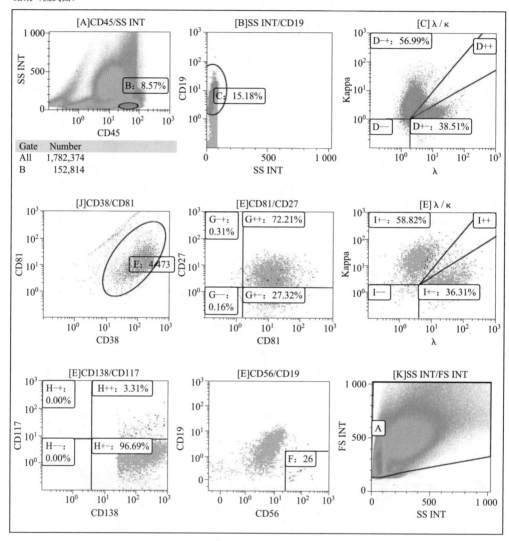

图 6-2　二代流式检测到 MRD 阴性

注：检测到 <4.1×10^{-6} 的单克隆浆细胞。

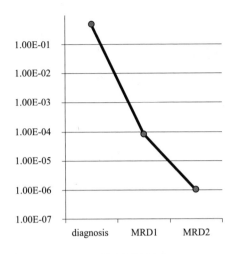

图 6-3　二代测序检测 MRD

注：显示一个患者每次二代测序检测到 IgH 拷贝数。

获得非常好的部分缓解以下的患者必须严密随访。随访周期由主管医师根据患者的情况告知。获得较好缓解的患者每 3 个月或者 6 个月随访一次，但复发可能性高时要增加随访频次，这是为了第一时间发现疾病复发的苗头，尽早采取措施从而最大限度地延长生存期。因此在随访周期上，患者一定要和医护人员密切配合，切不可根据自身感受随意更改随访间隔。

四、需要立即就诊的情况

（一）如果出现以下症状应及时就诊

1. 持续疼痛，或原有骨痛突然加重。

2. 超过连续 3 天的恶心、呕吐、腹泻、厌食。

3. 不明原因的体重明显减轻。

4. 持续发热。

5. 出现皮疹、尿中泡沫增多或尿量减少。

6. 出血、乏力、心悸、头晕、耳鸣加重。

7. 患者出现任何感染。

（二）出现以下检查指标的变化需及时就诊

1. 血细胞进行性下降；肾功能恶化。

2. 血清 M 蛋白水平升高 ≥ 25%（增加绝对值 ≥ 5g/L），或者尿中 M 蛋白水平升高 ≥ 25%（增加绝对值 ≥ 200mg/24h），或者血中受累游离轻链免疫球蛋白与未受累游离轻链免疫球蛋白差值升高 ≥ 25%（增加绝对值 ≥ 100mg/L）。

3. 骨髓中浆细胞比例升高 ≥ 25%（增加绝对值 ≥ 10%）。

4. 出现新的软组织浆细胞瘤或原有的软组织浆细胞瘤大小增加 ≥ 50%。

5. 循环浆细胞增加 ≥ 50%。

第七章 多发性骨髓瘤患者饮食护理

食物是为人体提供生长发育和健康生存所需各种营养素的可食物质，也是疾病治疗中不可忽视的关键因素。科学合理的饮食可以提高机体抗肿瘤的能力，提高治疗的耐受性，促进机体康复，提高生活质量。

第一节 | 饮食总原则

定时定量，少食多餐，选择新鲜卫生、富含营养、易消化的食物。吃新鲜水果和蔬菜。根据个体情况合理调整饮食。

食物加工方式建议蒸、煮、炖，禁忌煎炸食品、坚硬不易消化的食物。

推荐食物：

1. 主食类　食物细软，如米饭、面条、馄饨等。

2. 蔬菜类　建议多样化，如卷心菜、山药、芦笋、胡萝卜、黄瓜、香菇、黑木耳等。

3. 肉类　精瘦肉、河鱼、河虾、鸡肉等。

第二节 | 特殊患者的饮食

一、贫血患者的饮食

可食用含铁丰富的食物，如精瘦肉、红枣、红豆、胡萝卜、黑木耳、绿叶蔬菜等。可同时进食富含维生素 C 的水果，如橙、橘子、猕猴桃、西红柿等，促进铁的吸收。

避免食用高脂肪食物、豆浆、碱性食物、茶、咖啡、桃仁、杏仁、海带等抑制铁吸收的食物。

二、血小板计数低下患者的饮食

进食以容易嚼烂的温凉软食为主，如小米粥、燕麦粥、面条、馄饨、蔬菜汤等。饮食清淡，少食多餐，细嚼慢咽。

忌吃带壳、骨刺的鱼虾蟹、粗长纤维食物（如芹菜、菠菜、笋等）及热性食物（如羊肉、鹿肉、荔枝等）。

三、发热患者的饮食

供给充足水分，每天 2000 ～ 3000ml，4 ～ 6 瓶 500ml 矿泉水的量；补充大量维生素，发热过后供给适量的热量和蛋白质，饮食以流质、半流质为主，如菜稀饭、烂糊面、绿豆百合汤等。

忌食用辛辣食物、茶、冷饮、蜂蜜等。

四、食欲减退患者的饮食

日常饮食注意多食用容易消化的食物，如粥、面食、时令蔬菜、瓜果。另外，可以食用少量的醋，或烹饪时加适量的姜醋汁、柠檬汁调味，促进食欲；也可将山楂煮成水给患者饮用，促进消化。

避免食用容易引起恶心、呕吐的食物，如含有大量 5- 羟色胺的食物，如菠萝、香蕉、核桃、豌豆、茄子等。

五、腹泻患者的饮食

饮食宜清淡，易消化、少渣，如稀饭、汤面、炖蛋等，食材应新鲜。烹饪蔬菜时要注意将菜剁碎或煮成蔬菜汤。同时应该多饮水，避免因腹泻丢失大量的水分。

避免过于辛辣、刺激、味道浓烈的食物，少吃荤菜，少吃熏制腌制富含硝酸盐的食物，应戒烟酒。

六、便秘患者的饮食

增加富含膳食纤维的食物，如韭菜、芹菜、苹果、梨、红心火龙果、红薯、熟香蕉（香蕉煮熟通便效果更好）等。食用这些食物来增加胃肠道的蠕动使大便容易排出，注意要多饮水。

烹饪时不要选用刺激性强的食材或调味品，如辣椒、咖喱、浓茶等，以及避免荔枝、菠萝等易上火的食物。

七、肝功能异常患者的饮食

宜进食高蛋白、高维生素、易消化食物，多吃蔬菜、水果，如西葫芦、菜花、大白菜、西红柿、苹果、梨、柑橘等；蛋白质摄入宜选择豆制品、鸡蛋、牛奶、鱼、鸡肉、精瘦肉。血氨水平升高时应限制或禁食蛋白质，待病情好转时逐渐增加。

严禁饮酒，适当摄入脂肪，避免高油脂食物，以免加重肝脏代谢负担。

八、肾功能异常患者的饮食

肾功能异常的患者饮食总要求：高热量、高维生素、低蛋白优质蛋白、低钾、低磷、低盐、低嘌呤、低脂、易消化饮食。避免进食坚硬、粗糙、辛辣刺激食物。

水分摄入要求：根据肾功能损伤程度摄入，如果尿量明显减少、水肿、未行血液透析，全天减少汤水饮料量。严重时水分摄入 =500ml 基础量 + 前一天尿量或谨遵医嘱。行血液透析者以体重不增加为宜。

慢性肾病 3 期营养素摄入计算步骤：

第一步：计算标准体重 = 身高（cm）–105。

第二步：计算每天摄入总能量 =30kcal/（kg·d）× 标准体重。

第三步：计算蛋白质摄入量 =0.6g/（kg·d）× 标准体重。

第四步：使用肾病食品交换份（表7-1）分配食物并补充能量，制定食谱。

表7-1　肾病蛋白质食品交换份

蛋白质		油脂类	瓜果蔬菜	淀粉
1g	相当于	10g	200g	50g
		90kcal	50 ～ 90kcal	180kcal
4g		坚果类	谷薯类	绿叶蔬菜
		20g	50/200g	250g
		90kcal	180kcal	50kcal
7g		肉蛋类	豆类	低脂奶类
		50g	35g	240g
		90kcal	90kcal	90kcal

第五步：蛋白质、能量具体搭配举例（表7-2）。身高170cm的患者，标准体重 =170–105=65kg，每天摄入总能量标准量为1950kcal。该患者每日蛋白质需摄入 65×0.6 = 40g［根据慢性肾病3期推荐的蛋白系数0.6g/（kg·d）］，其中优质蛋白质应占60% ～ 70%，为24 ～ 28g（来自肉蛋奶类，肉蛋类每50g约含蛋白质7g，因此每天肉蛋类总量不超过200g），剩余12 ～ 16g由非优质蛋白提供（来自谷类、蔬菜、水果，约每50g含蛋白质4g，谷物蔬菜类每天摄入总量150g即补充蛋白质12g）。摄入蛋白质换算成能量占910kcal，余（1950–910）=1040kcal应从淀粉、植物油中摄入。淀粉每份50g，含能量180kcal；油脂每份10g，含能量90kcal。因此每天摄入淀粉总量约200g，油脂40g。按总能量的30%、40%、30%分三餐摄入。需要注意的是，低蛋白饮

食会出现能量摄入不足，会导致机体组织中的氨基酸分解，加重氮质血症，因此必须保证足够的能量摄入，可以使用小麦淀粉食物来补充能量，如包子、馒头、面条等。

表 7-2　餐食谱举例（体重 65kg）

早餐	低脂牛奶	250ml	鸡蛋	60g	花卷	100g	或普通米 + 小麦淀粉	各 50g
午餐	大米	25g	淀粉类	75g	瘦肉	25g	叶类蔬菜	250g
晚餐	大米	25g	淀粉类	75g	瘦肉	25g	瓜类蔬菜	200g
加餐	水果			200g				
全日用油		40g	全日用盐				3 ～ 5g	
蛋白质 42g（8.8%）			脂肪 62g（28%）			碳水化合物 308g（61.9%）		
全日总能量				1990kcal				

九、移植后 /CART 治疗后（早期）的饮食

总原则：清淡、易消化、软食，少量多餐，禁食油腻、辛辣、刺激性食物。移植早期，血常规、免疫功能未恢复前，食物、饮品宜煮沸并微波炉消毒 2 ～ 3 分钟方可食用。

杜绝外购熟食，需家属自做或医院营养食堂订餐。添加的稀饭、小菜或加餐饼干应新鲜，独立小包装，如饼干建议买咸味苏打饼干，无夹心。酱瓜买小

瓶装，辛辣类酱菜不能给患者食用。开启后最多食用 3 天，未吃完请丢弃。

面包糕点类一定要到正规面包店购买，应新鲜无防腐剂、不含馅料及奶油。宜独立包装，开袋即食完，避免变质。杜绝饮料。食欲减退进水量少的患者可添加果珍粉类冲泡代替白开水，同样要求独立小包装，一袋一冲，避免污染变质。

水果建议制成水果羹食用。葡萄、桃子、草莓等水果不易清洗彻底，此时患者的免疫功能还没有完全恢复，无法完全抵御外界的一点点"风吹草动"，因此暂时需要禁食此类水果。

禁食含鱼刺、骨渣、油炸、辛辣类食物，鱼类应去刺，排骨应去骨，虾类应去壳。禁食大补食品，如参汤、甲鱼等。

十、高钙血症患者的饮食

建议进食含钙低、具有利尿作用、碳酸含量高、酸性的食物，如柠檬、橙、冬瓜等新鲜水果、蔬菜及豆制品。

忌吃高钙高磷的食物，如鸡腿菇、牛奶、鱼肝油等。

第八章　多发性骨髓瘤患者运动护理

第一节 │ 运动选择

一、适宜运动

运动的意义在于提高肌肉力量，增强平衡及协调能力，改善关节活动度，减少跌倒、骨折发生率。

多发性骨髓瘤患者的运动推荐：骨痛患者发病早期应该绝对卧床休息，尤其需要卧硬板床，尽可能减少活动，保证足够休息和睡眠时间。卧床时保持肢体功能位，禁止扭曲，保护骨隆突处。病情有所好转时，患者在医师确认下可以适当增加活动量，但应该以床上活动为主，活动应该轻而缓，不宜剧烈。床上完成四肢肌肉功能锻炼，行主动和被动运动，双手做握拳运动（图 8-1）；双上肢做屈肘、外展运动（图 8-2），至肱二头肌、肱三头肌感到疲惫为止；双

足做跖屈 / 背伸、顺时针 / 逆时针踝泵运动（图 8-3），至腓肠肌感疲惫；双足抵住床板，双膝做下压运动（图 8-4），或者护士协助双下肢做下压运动至股内侧肌和股直肌感疲惫为止。在床上做翻身运动，患者能自行翻身，应定时左右两侧翻身；无法自行翻身，护士应协助其翻身（图 8-5）。

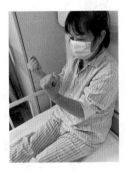
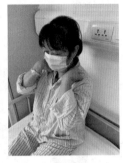
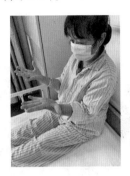

图 8-1 双手握拳运动

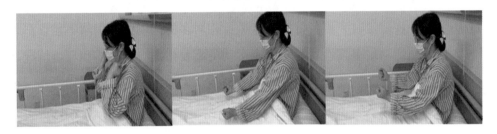

图 8-2 双上肢做屈肘、外展运动

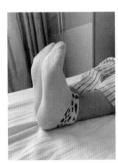
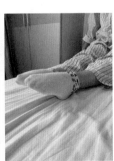
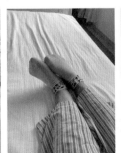
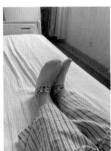

图 8-3 双足做跖屈 / 背伸、顺时针 / 逆时针踝泵运动

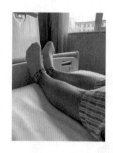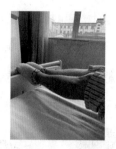

图 8-4　双足抵住床板，双膝做下压运动

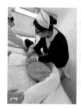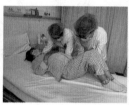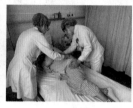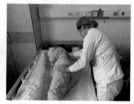

图 8-5　护士协助患者做翻身运动

　　病情进一步稳定时，患者可以下床进行相对多的活动，但仍然不建议活动量过大或剧烈活动。多发性骨髓瘤患者运动类型要根据自身身体和环境情况而定，且应循序渐进，但无论如何都要以不易受伤为前提，如可以选择散步。可在通风条件好、非人员密集区域（如公园）适当运动，避免发生突发性撞击。

二、不适宜运动

　　患者不宜跳绳、跳高、举重、爬山，也不宜干过多的家务活或体力劳动如抱小孩等，避免长时间站立、久坐或固定一个姿势，防止负重发生变形。

三、如何运动

　　运动过程包括准备运动、正式运动、结束运动三个步骤，每次运动时间应控制在 20～30 分钟，运动的时间和频率应根据患者自身的主观感受而定，以次日不觉疲劳为度。运动需要适度，因人而异，根据个人的耐受程度来制订运动量，以微微出汗比较合适。运动量由小到大，动作由易到难，由简到繁，不能急于求成。运动贵在坚持，不能三天打鱼两天晒网。一些特殊运动不能盲目进行。运动不宜在进餐后、饮酒后、情绪不佳时立即进行。

第二节 ｜ 合理运动

合理运动主要从运动强度、运动时间、运动频率、运动时机四个方面评估。

一、运动强度

1. 低强度运动　运动后无汗、无发热感，脉搏无变化，如散步、瑜伽等。

2. 中强度运动　运动后有微汗、发热感，轻松愉快，稍有乏力，休息后即消失恢复，如慢跑、太极拳、跳舞等。

3. 重强度运动　运动后大汗、胸痛、胸闷、全身乏力，休息后未恢复，如游泳、羽毛球、跳绳等。

二、运动时间

根据个人病情、生活习惯、目前服用药物及身体状态，与医务人员一起确定运动时间。

三、运动频率

一般以 1 周 3 ～ 5 次为宜，具体视运动量的大小而定。

四、运动强度评估

合理运动的关键在于无论如何都要以不易受伤为前提，根据个人病情、生活习惯、目前服用药物及身体状态，在医务人员的专业指导下制订适宜自己的运动方式。评估方法有以下几种以供参考。

（一）心率法

一般有氧运动中合理心率＝（最大心率－安静心率－年龄）×Q＋安静心率。公式中的最大心率≈210次/分；安静心率指运动前相对安静状态下的心率；Q代表运动量，50%以下为小运动量，50%～75%为中运动量，75%以上为大运动量。例如，某人50岁，安静心率76次/分，希望进行小运动量有氧运动，确定有氧心率＝（210-76-50）×50%+76=118次/分。对中老年人来说，可以采用最简单而安全的方法，即适宜的有氧运动心率=170-年龄。例如，某人60岁，参加有氧运动时，心率宜控制在170-60=110次/分。而对体弱且年纪较大的人，为了安全，可以选择心率≤（170-年龄）×0.9。

（二）博格主观体力感觉评级法（RPE）

以运动过程中心率增加、呼吸频率增加、是否出汗及肌肉疲劳程度的主观感觉来对所从事的运动强度做出的自我评估。研究发现以 1～20 等级评估，主观等级数乘以 10 与所达到的心率数具有良好的相关性。例如，RPE 等级数为 12，相应达到的心率数常常在 120 次 / 分左右。RPE10 以下为低强度，11～14 为中等强度，17～19 为剧烈运动。

（三）代谢当量（METs）评分法

以静息状态设定为 1 个 MET，最剧烈体力活动设定为 10METs，3～6METs 为中等强度体力活动，>6METs 高强度体力活动。

（四）谈话测试法

最简单的判断方法。具体来说，体力活动中可以轻松讲话、唱歌，为低强度体力活动；能讲话，不能唱歌，为中等强度体力活动；只能说短语，不能连续讲话，为高强度体力活动。

第九章 多发性骨髓瘤患者心理护理

在多发性骨髓瘤的全程管理中，心理因素所发挥的积极影响是其他医学治疗方法所不能取代的。目前一致认为，良好的心理情绪可以提高和平衡机体的免疫功能，使已经出现的肿瘤处于自限状态，在不同程度上得到缓解，甚至可以出现奇迹。所以在多发性骨髓瘤患者治疗、巩固、维持的过程中，尤其是居家治疗时，不仅患者本人的心理调节，医护人员和家人的心理支持也有举足轻重的作用。

第一节 | 多发性骨髓瘤患者的心理变化

一、否认

有一部分患者初诊的时候，无法相信或接受，称为否认。当我们确诊一个重大疾病时候，确实需要时间接受，但如果这种心态持续时间过长，可能导致延迟治疗而错过最佳治疗时机，就像我们面对生活中的任何问题一样，逃避不是解决问题的办法，我们去了解，去认识，去科学看待，最终才能找到解决问题的最佳路径。多发性骨髓瘤虽然带个"瘤"字，但在如今治疗手段非常丰富的情况下，已经是可治可控的，并且如前几章所述，这个疾病已经逐步像高血压、糖尿病一样走向了慢性病管理的模式，患者有很大的可能获得长久的生存期。所以在初诊的时候，不论出现什么情绪，首先要配合做的是完善各项检查，让医师全面了解整个病情，一方面有助于患者增加信心，减轻否认的情绪；另一方面有助于医师在不错过最佳治疗时机的时间窗内制订最佳的治疗方案。

二、不堪重负、心乱如麻

初诊时，当第一次得知自己患有多发性骨髓瘤，可能会觉得自己的生活已经失控。可能会思考很多：想知道是否能继续活下去，正常工作是否会被频繁的出入医院和治疗打乱，是否再也做不了自己喜欢的事情等。

那么当这些情绪出现的时候，我们该怎么办？

（一）搜集信息

科学可靠的疾病知识和资讯会带来很多帮助，认清疾病，增强抗病信心，这里建议大家谨慎使用网络搜集医学信息，因为目前搜索引擎上很多内容过于商业化，无法保持中立客观和科学性。常见的科学可靠的疾病知识可以通过书籍、医院的宣教手册、医学文献指南等途径获得。

（二）多多沟通

不要因为听不明白就不和医师沟通，多和医师沟通不但有助于快速了解疾病，而且还能帮助自己了解身体状况。要定期复诊，为我们的居家治疗保驾护航。

（三）忙碌起来

在居家治疗时，有些人忙碌起来可能会感觉更好，不论是去学习疾病知识，还是其他活动。听音乐、做手工艺、阅读等，都可以帮助我们平静心情，不再胡思乱想。

三、恐惧和担忧

大多数患者听到得了多发性骨髓瘤，会感到害怕，主要是基于认知不清、谣言或错误信息。这种情绪不可怕，为了应对恐惧和担忧，大多数人会努力去把未知变成已知。了解疾病，并了解在患病生活中如何做好护理，这对居家治疗很重要。一些研究甚至表明，那些对自己的疾病和治疗了如指掌的人更容易遵循治疗计划，能更快地从癌症中恢复过来。

四、压力和焦虑

在医院和居家治疗中，患者对所经历的所有生活变化有压力是正常的。但过多的焦虑可能造成患者不想吃东西或者吃得更多、缺乏安全感、虚弱或头晕、睡眠受到影响、很难专注等。面对压力和焦虑，患者应通过锻炼或者做自己喜欢的事情来缓解。居家时，适当的锻炼能使身体产生提升情绪的内啡肽，可帮助赶走压力和焦虑；通过做自己喜欢的事情找到一些乐趣，帮助患者遗忘病痛。

五、愤怒

愤怒是癌症患者经常会出现的情绪。在这里跟大家讲个心理小常识，就是我们所有的情绪都是中性的，没有好坏之分，大家千万别觉得我不应该愤怒，我不应该沮丧，我应该开开心心，所有的情绪都是我们与生俱来的，不要压抑自己的情绪，而是学会接纳情绪，理解情绪，和情绪共处，帮助情绪流动起来，只要情绪可以流动起来，一切都会好起来。这就好比天气，有晴天也有雨天，天气变化、四季更迭是正常的自然现象，开心快乐或者伤心愤怒也是我们的正常情绪。

如果内心真的感到愤怒，不必假装一切都好，我们越是压抑愤怒，最终它可能来势更凶猛。当我们感觉到愤怒，可以找一个不会伤害到他人的环境喊出我们的愤怒，或者可以跟知心的朋友、亲近的家人聊一聊自己为什么感觉到愤怒，或者定期参加心理专家举办的心理健康讲座；我们还可以和恢复良好的病友分享患病后的生活，以榜样效应点燃对未来的希望；还可采用音乐疗法，选择喜欢的音乐聆听，缓解紧张情绪，减轻心理压力；亦可请医师介绍一位心理咨询师，寻求专业的帮助和支持。

六、内疚

很多患者会感到内疚，一些老年患者可能会责怪自己是家庭的负担，或者会羡慕别人的身体健康，并为此感到羞耻。一些患者可能会责怪自己之前不健康的生活方式，如过度抽烟、饮酒和熬夜等。如果是对自己患病的原因自责内疚，可以向医师咨询，如果真的是因为自己的生活方式所致，那么这种情绪有助于帮助我们去积极抗癌，并且改变原本不健康的生活方式。如果不是自己本身的原因患病，那么也不用过度自责。

七、孤单

居家治疗时，有些患者常常会感到孤独，甚至远离他人。原因很可能是疲于奔波医院和应对肿瘤，没有太多的时间去联络老朋友。有时候，即使和关心的人在一起，也会觉得没有人理解正在经历的事情。这时候来自病友的支持就很重要，只有相同经历的人才最能相互理解。患者可以参加各种线上线下的病友支持活动，如在线上病友会上分享自己的故事，在病友微信群里面活跃聊天，还可以参加一些线下的患者分享会等。

八、希望

当患者慢慢了解并接受自己的疾病后，有部分人开始感到希望，开始主动参与到与疾病抗争的过程中来。院内治疗时积极配合医师、护士，居家治疗时主动做一些有利于提升希望感的事情，如按照以往的计划生活，不因为患病而限制做自己喜欢的事情。

九、感恩

有些人认为他们的患病就像"唤醒电话"，让他们重新学会享受生活中的小美好。有的患者可能去了他们从未去过的地方，有的患者完成了他们已经开始但却搁置的事情，有的患者有了更多时间与朋友和家人在一起，有的患者甚至修补了破裂的关系。

第二节 ｜ 家庭支持与家属心理疏导

　　我国传统的家庭结构使家庭成员之间关系密切，相互依赖程度高。单靠患者自身的力量难以抵抗这巨大的精神和心理压力，还需要家庭内部和社会支持系统的共同参与和努力。家人的理解和陪伴是患者能够对抗疾病的重要保障，配偶及子女的细致照料和良性情绪对患者的疾病接受度和心理状态有极大的帮助。面对疾病和漫长、反复的治疗过程，家人无条件的包容、理解和不放弃，可让患者感受到亲情的温暖，减轻消极情绪，维持较稳定的心理状态。家人需营造一个比较宽松、愉快的气氛，家庭成员经常用语言和行动来表达对患者的关怀和挚爱，充分包容、关爱患者，共同分担他们的痛苦，互相帮助、互相谅解，共同克服困难。另外，家人还需要多了解一些疾病常识，定期带患者复诊，督促或者协助患者按时按量服药。

　　多发性骨髓瘤患者容易出现骨病，所以除非患者是在骨折的急性期，否则应鼓励患者适当下床活动，减少骨骼中钙的流失，但要注意避免剧烈运动或者负重，必要时使用拐杖或搀扶患者，以防受伤。为了避免患者出现感染，请保持室内空气新鲜，协助患者做好个人卫生。饮食方面，需要听医师的建议，因为对于多发性骨髓瘤患者来说，发生贫血、高钙血症、肾脏疾病所需要注意的饮食都是有区别的。建议帮助患者坚持治疗，如果患者出现了任何问题，能够带患者及时就医。

恶性肿瘤对于患者家属也是一种严重的刺激。患者确诊后，医师首先告知的是家属，家属多表现出无助、焦虑、压力、内疚等情绪，这些情绪都易传染给患者，而此时患者面临着身体和心理的双重考验，所以需要家属保持冷静，做患者坚定的后盾。

一方面家属可以定期参加健康教育讲座以弥补对疾病知识的缺乏，缓解无助感和焦虑情绪，同时增加对科学客观疾病知识的了解，也利于提高自我控制和做出决定的能力。另一方面，家属需勇于接受医护人员的心理疏导，提高对亲人患病这一事实的心理调节能力，认识到不良情绪对自身健康的影响。在照顾间隙利用碎片时间放松，不要完全放弃自己个人生活，加入家属支持社群等。尽自己所能照顾好患者，但照顾好自己才能更好看护患者。

参考文献

[1] 中国医师协会血液科医师分会 , 中华医学会血液学分会 , 中国医师协会多发性骨髓瘤专业委员会 . 中国多发性骨髓瘤诊治指南（2020 年修订）[J]. 中华内科杂志 , 2020, 59(5): 341-346.

[2] MELETIONS A DIMOPOULOS, PHILIPPE MOREAU, EVANGELOS TERPOS, et al.Multiple myeloma: EHA-ESMO clinical practice guidelines for diagnosis, treatment and follow-up[I]. Hemasphere,2021, 5(2): e528.

[3] SHAJI K KUMAR, NATALIE S CALLANDER, KEHINDE ADEKOLA, et al. Multiple myeloma, Version 3.2021, NCCN Clinical Practice Guidelines in Oncology[J]. J Natl Compr Canc Netw, 2020, 18(12): 1685-1717.